आहार से करें उपचार

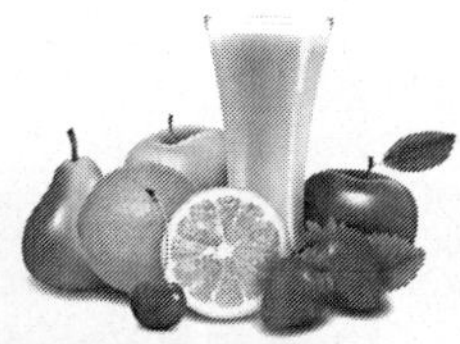

(जानें किस रोग में क्या खाएं)

शशिकांत 'सदैव'

प्रभाकर प्रकाशन

ISBN: 978-81-94433-60-6
eISBN: 978-81-94433-69-9

प्रकाशकः प्रभाकर प्रकाशन
प्लॉट नं.-55, मेन मदर डेयरी रोड
पांडव नगर, ईस्ट दिल्ली-110092
फोनः 011-40395855
व्हाट्स ऐपः +91 8447931000
ई-मेलः Sales@pharosbooks.in
वेबसाइटः www.pharosbooks.in
संस्करणः 2019
कवर डिज़ाइनः वीरेन्द्र सिंह भंडारी
इनर डिज़ाइनः सुरेन्द्र कुमार

एरिया फेस-II, नई दिल्ली-110020

आहार से करें उपचार
लेखकः शशिकांत 'सदैव'

यह पुस्तक क्यों?

जब भी हम आहार शब्द सुनते हैं तो मन में खाने वाली वस्तुओं का चित्र उभर आता है, जिसे हम भोजन भी कहते हैं। भोजन से हमारा तात्पर्य होता है, जिससे हमारा पेट भरे, जिसे हम स्वयं को जीवित रखने क लिए करते हैं। पर सच तो यह है कि हमारा आहार यानी भोजन हमारा सिर्फ पेट ही नहीं भरता हमें स्वस्थ और निरोगी भी रखता है। भोजन हमारी ऊर्जा का स्रोत है, जो हमारे शरीर को ही नहीं बल्कि हमारे मन को भी प्रभावित करता है। शरीर को गतिशील रखने और उसे पोषण प्रदान करने के लिए आहार की आवश्यकता होती है। आहार शरीर के समुचित विकास, स्वास्थ्य एवं सुख का कारक है। इसके संतुलित सेवन से बल, वर्ण, आयु, ओजस और तेजस की प्राप्ति होती है, इसलिए इसके प्रति हमें सचेत और जागरूक रहना चाहिए।

भारतीय संस्कृति में हर खुशी की पहली अभिव्यक्ति भोजन ही है। जन्म, विवाह आदि से लेकर जीवन की हर खुशी पर खाना, दावत, पार्टी से आगे कोई अन्य अपेक्षा क्यों नहीं रखता? क्योंकि इसके साथ जीवन-शक्ति जुड़ी है। इससे मन पल्लवित होता है।

विश्व स्वास्थ्य संगठन के अनुसार प्रति वर्ष, हर दस में से एक व्यक्ति यानी 60 करोड़ लोग, जीवाणुओं, विषाणुओं, परजीवियों और रासायनिक पदार्थों के कारण दूषित हुए भोजन से बीमार पड़ते हैं। इतना ही नहीं हर साल विषाक्त भोजन 4.20 लाख लोगों की मौत का कारण बनता है। यह सब इसलिए है क्योंकि हम अपने भोजन के प्रति लापरवाह हैं तथा इस के महत्त्व को भी नहीं समझते हैं।

शरीर और आहार का गहरा सम्बंध होता है। आहार, मात्र आहार ही नहीं होता, यह हमारे लिए कई रोगों का उपचार भी होता है। इसके औषधीय गुण हमारे लिए रक्षा कवच का कार्य करते हैं। इसलिए हमें इस पर ध्यान देना चाहिए। उपनिषदों में कहा गया है कि –

आहार शुद्धौ सत्वाशुद्धिः सत्व-शुद्धौ।
ध्रुवा स्मृतिः, स्मृतिलम्भे सर्वग्रंथीनां विप्रमोक्षाः।

अर्थात शुद्ध भोजन करने से सत्व की शुद्धि होती है। सत्वशुद्धी से बुद्धि शुद्ध और निश्चयी बन जाती है। फिर पवित्र एवं निश्चयी बुद्धि से मुक्ति भी सुगमता से प्राप्त होती है। या यूं कहें, आहार शुद्ध होने से अंत:करण शुद्ध होता है और अंत:करण शुद्ध होने पर विवेक बुद्धि ठीक काम करती है। सब प्रकार की शुद्धि में अन्नशुद्धि सर्वश्रेष्ठ है। इसका कारण यह है कि अन्न से शरीर, मन और प्रज्ञा उत्पन्न होती है; इसलिये अन्न शुद्धि और आहारशुद्धि आवश्यक है।

हम जो भोजन करते हैं उससे हमारा शरीर ही नहीं बनता है अपितु यह कई रोगों से हमारी रक्षा भी करता है। इसको आधुनिक चिकित्सा शास्त्र भी मानता है। भारतीय ज्ञान इससे भी ऊपर है। वह कहता है, भोजन के साथ भाव का भी महत्त्व है, क्योंकि इससे खाने वाले का मन तुष्ट होता है, जिससे मस्तिष्क स्वस्थ होता है। और मूड भी ठीक रहता है। भोजन किस भावना के साथ बनाया गया, किस भाव और दुलार के साथ खिलाया गया, किस वातावरण और मनोभाव से भोजन ग्रहण किया गया, आदि बातों का सीधा प्रभाव मन पर पड़ता है। इसलिए हमारे देश में प्रबल विश्वास के साथ माना जाता है –

जैसा अन्न वैसा मन,
जैसा आहार वैसा व्यवहार

यह पुस्तक और कुछ नहीं बस इसी बात का एक प्रयास है जो न केवल जीवन में आहार के महत्त्व को समझाती है बल्कि आहार में छिपे औषधीय गुणों को भी रेखांकित करती है, साथ ही किस उम्र में, किस रोग में, क्या, कब और कितना खाएं? इस बात को भी विस्तार पूर्वक समझाती है। इतना ही नहीं आहार – विहार के स्वास्थ्य सूत्रों एवं घरेलु नुस्खों पर भी प्रकाश डालती है।

विशेष – यूं तो इस पुस्तक में सभी जानकारी व उपाय, गहरे शोध और विशेषज्ञों की राय पर आधारित है, परन्तु फिर भी किसी पदार्थ के सेवन से पहले, अपने निजी डॉक्टर से परामर्श अवश्य ले लें।

विषय सूची

कैसा हो गर्मियों में आहार?

तपती धूप और चिपचिपाता शरीर, गर्मी ही नहीं तन-मन को बेचैनी व कई रोग भी देता है, ऐसे में क्या खाएं कि न केवल गर्मी ही सताए बल्कि रोगों से भी बचे रहें। आइए जानते हैं।

मौसम को रोकना या बदल पाना इंसान के बस की बात नहीं पर हम अपनी सूझबूझ व होशियारी द्वारा स्वयं को ऋतु के अनुरूप ढालकर, अपनी दिनचर्या, पहनावा, खान-पान, रहन-सहन और बचाव व एहतियात बरतकर ही इस झुलसती गर्मी में राहत पा सकते हैं।

ग्रीष्म ऋतु में सूर्य पृथ्वी के कुछ नजदीक आ जाता है। जिसके कारण गर्मियों में धरती पर सूर्य की किरणें अपना प्रचंड असर डालती हैं। इस तपन भरी झुलसती गर्मी से न केवल इंसान बल्कि पेड़-पौधे व पशु भी प्रभावित होते हैं। यह भयंकर गर्मी मानव की जीवनचर्या व सेहत पर नकारात्मक प्रभाव डालती है। सूरज की इन रश्मियों के प्रकोप से हमारी कोमल त्वचा भी प्रभावित होती है जिससे कभी-कभी सूजन और खुजली भी होने लगती है।

ग्रीष्म ऋतु में इंसान के शारीरिक बल का ह्रास होता है, भूख कम लगती है और प्यास बढ़ जाती है, क्योंकि जब इंसान प्यास के कारण बार-बार जल ग्रहण करता है तो उसकी भूख स्वतः ही कम हो जाती है। आलस्य व ढीलापन आ जाता है, काम करने का जी नहीं करता, मन उत्साहहीन रहता है, बैचेनी बढ़ जाती है। ऐसे में क्या करें ? क्या न करें ? यह जानना बहुत आवश्यक है।

गर्मियों के जायकेदार व पौष्टिक फल

गर्मियों में यदि फलों का जिक्र होता है तो हमारे जहन में सबसे पहला नाम फलों के राजा आम का आता है। यह फल स्वाद और पौष्टिकता से तो भरपूर होता ही है साथ में अचूक औषधि भी है। तभी तो यह कहावत मशहूर है, 'आम के आम गुठलियों के दाम'। आम का हर हिस्सा उपयोगी है। कच्चा होने पर अचार बनता है, आम पापड़ बनाया जाता है। फिर पक जाने पर लोग आम को ठंडा-ठंडा खाते हैं। बची हुई गुठली की गिरी भी खाई जाती है और कुछ लोग गुठली को भूनकर नमक डालकर खाते हैं। ग्रीष्म ऋतु में कच्चे आम का पन्ना बनाकर पीने से लू नहीं लगती।

इसके अलावा ककड़ी, खीरा, तरबूज, खरबूजा, संतरा, अंगूर, लीची, फालसा आदि फल इस मौसम में बहुतायत में मिलते हैं जो शीतल व सुपाच्य होते हैं। इन फलों में जल का अंश ज्यादा होता जो गर्मी में जल की आवश्यकता को पूरा करता है और शरीर को तृप्ति देता है।

गर्मी में हितकारी सब्जियां- प्रकृति ने हमारे देश को ऐसी नियामत प्रदान की है कि प्रत्येक मौसम के मुताबिक यहां पर फल, सब्जियां व अनाज उपलब्ध होते हैं। गर्मियों में लौकी, तुरई, टिंडा, नींबू, प्याज, पुदीना, का सेवन हितकारी होता है, क्योंकि यह सब्जियां शीतल होती हैं जो मनुष्य के शरीर के ताप को कम करती है।

खान-पान

अपने खान-पान में गर्मी के मुताबिक बदलाव करके हम गर्मी में होने वाले दुष्प्रभावों से बच सकते हैं। प्रकृति की उष्णता के कारण शरीर में जल व क्षारीय पदार्थों की मात्रा कम हो जाती है। इस मौसम में पित्त बढ़ जाता है और पाचन शक्ति कमजोर हो जाती है। इसलिए यह जरूरी हो जाता है कि गर्मी में कम आहार ही लिया जाए, वरना बदहजमी, दस्त, उल्टी, अजीर्ण, हैजा, एसिडिटी आदि बिमारियां घेर लेती हैं। पुरानी मान्यता है कि यदि इस मौसम में दोपहर के वक्त पानी पीने से पहले 1 चम्मच शक्कर या मिश्री खाई जाए तो गर्मी से बचा जा सकता है। आइए जाने गर्मी में क्या खाएं, क्या न खाएं?

क्या खाएं?

- अन्न हल्का, सुपाच्य, स्निग्ध और शीत प्रकृति का होना चाहिए। जैसे जौ व चने का सत्तू, सादी रोटी, मूंग की दाल, हल्की उबली सब्जी, चावल, दही, लस्सी सलाद आदि।
- ग्रीष्म में चूंकि पसीना अधिक मात्रा में निकलता है इसलिए ज्यादा से ज्यादा पेय पदार्थ का सेवन आवश्यक होता है। इससे शरीर में जल का संतुलन बना रहता है।
- चंदन, खसखस, गुलाब का शर्बत लाभदायक होता है।

- मैंगो शेक, नींबू पानी, रूह अफजा, ठंडा दूध और फलों का जूस अधिक मात्रा में लेना चाहिए।
- सौंफ, खरबूजे के बीज, खसखस, गुलाब के फूल, मुनक्का, काली मिर्च, शक्कर, दूध आदि से बनी ठंडाई शरीर को ठंडक प्रदान करती है और गर्मी में होने वाली बिमारियों से बचाती है।
- फलों के रस (तरबूज, संतरा, मौसमी में शहद, शक्कर, काली मिर्च और जरा सा सेंधा नमक मिलाकर पीना लाभदायक है।
- आंवले का गूदा, कच्ची कैरी का गूदा, थोड़ी सी ईमली, काली मिर्च, सेंधा नमक, चीनी और जल को मिलाकर उसे कपड़े से छानकर नए मिट्टी के बर्तन में भरकर रख दें। इसका सेवन गर्मी में बहुद फायदेमंद होता है।
- मुनक्का, खजूर और खस खस का शर्बत चीनी में मिलाकर पीने से गर्मी से राहत मिलती है।
- सवेरे शाम एक बड़ा चम्मच आंवले का मुरब्बा, बेल का मुरब्बा और गुलकंद का सेवन शरीर को सुकून प्रदान करता है।
- बाजार में मिलने वाले ठंडे पेय पदार्थों से बचें। इसमें नाइट्रेट एवं वी.बी.ओ. होते हैं जो नुकसानदायक होते हैं।

क्या न खाएं?

इस ऋतु में तीखे, खट्टे, कसैले एवं कड़वे रस वाले पदार्थ नहीं खाने चाहिए। नमकीन, रुखा, तेज मिर्च-मसालेदार तथा तले हुए पदार्थ, बासी एवं दुर्गंधयुक्त पदार्थ, दही, आमचूर, अचार, ईमली आदि न खाएं। गरमी से बचने के लिए बाजारू शीत पेय (कोल्ड-ड्रिंक्स), आईसक्रीम, आईसफ्रूट, डिब्बाबंद फलों के रस का सेवन कदापि न करें। इसके अतिरिक्त मद्यपान इस मौसम में निषेध है। इनके सेवन से शरीर में कुछ समय के लिए शीतलता का आभास होता है परंतु ये पदार्थ पित्तवर्द्धक होने के कारण आंतरिक गर्मी बढ़ाते हैं। इनकी जगह कच्चे आम को भूनकर बनाया गया मीठा पना, पानी में नींबू का रस तथा मिश्री मिलाकर बनाया गया शरबत, जीरे की शिकंजी, ठंडाई, हरे नारियल का पानी, फलों का ताजा रस, दूध और चावल की खीर, गुलकंद आदि शीत तथा जलीय पदार्थों का सेवन करें। इससे सूर्य की अत्यंत उष्ण किरणों के दुष्प्रभाव से शरीर का रक्षण किया जा सकता है। ग्रीष्म ऋतु में गर्मी अधिक होने के कारण चाय, कॉफी, सिगरेट, बीड़ी, तंबाकू आदि सर्वथा वर्ज्य है। इस ऋतु में पित्तदोष की प्रधानता से पित्त के रोग होते हैं जैसे कि दाह, उष्णता, मूर्च्छा, अपच, दस्त, नेत्रविकार

आदि। अतः उनसे बचें। फ्रिज का ठंडा पानी पीने से गला, दांत एवं आंतों पर बुरा प्रभाव पड़ता है इसलिए इन दिनों में मटके या सुराही का पानी पिएं।

सुबह का आहार

सुबह उठते ही नितकर्म से निवृत होने के बाद एक गिलास लस्सी, ठंडाई, मट्ठा आदि पेय, गुड़ मिलाकर पीना चाहिए। इनके सेवन से बेचैनी, थकावट, सिर दर्द, जलन, प्यास कम लगती है। यह पेय कब्जनाशक, वीर्यवर्धक, शक्तिदायक होने के साथ शरीर को कई रोगों से बचाते हैं।

दोपहर का भोजन

इस मौसम में पेट से संबंधित कई प्रकार के रोग उत्पन्न हो जाते हैं। इसलिए दोपहर का आहार हल्का और सुपाच्य होना चाहिए ताकी भोजन जल्दी पच जाए। जैसे चावल, पतली दाल, पतली कढ़ी, दही आदि। जितनी भूख हो उससे कम खाना चाहिए और भोजन गर्म व ताजा करना चाहिए।

शाम का नाश्ता

अक्सर लोगों को चाय की आदत होती है। लोगों को कहते देखा गया है 'गर्मी, गर्मी को मारती है' पर यह गलत धारणा है। इससे उल्टा नुकसान होता है। शाम को ठंडा पेय पदार्थ लेना लाभदायक है। भुने हुए चने व जौ को चबाकर खाने के बाद ठंडा जल पीने से भी गर्मी के दौरान बिमारियों से बचा जा सकता है।

रात का आहार

आहार हल्का होना चाहिए। मक्का या गेहूं की रोटी, हरी पत्तेदार सब्जियां, नींबू, प्याज, पुदीना और धनिया की चटनी का सेवन हितकर है। रात को चावल से परहेज जरूरी है। आम का पना और जीरा रस का सेवन करना फायदेमंद होता है।

- इस मौसम में भोजन को पचाने के लिए व बीमारी से बचने के लिए उचित है कि भोजन के थोड़ी देर बाद टहला जाए।
- गर्मी में प्यास लगने पर थोड़ा-थोड़ा पानी पीना उचित है वरना अपच की शिकायत बनी रहती है।
- घर से बाहर निकलने से पहले एक गिलास पानी जरूर पीकर निकलें।
- तेज गर्मी से तुरंत आकर पानी न पिएं।

- घर में शीतल व स्वच्छ जल का प्रयोग करें या फिर उबालकर पिएं, क्योंकि दूषित पानी दस्त आदि बिमारियों का घर है।

बचें लू के प्रकोप से

गर्मी के दिनों में जो गरम हवा चलती है उसे 'लू' कहते हैं।

लक्षण- 'लू' लगने से चेहरा लाल हो जाता है, नब्ज तेज चलने लगती है। सांस लेने में कष्ट होता है, त्वचा शुष्क हो जाती है। प्यास अधिक लगती है। कई बार सिर और गर्दन में पीड़ा होने लगती है। कभी-कभी प्राणी मूर्छित भी हो जाता है तथा उसकी मृत्यु भी हो सकती है।

उपाय- 'लू' चलने के दिनों में पानी अधिक पीना चाहिए। सुबह 700 मि.ली. से सवा लीटर पानी पीने वालों को 'लू' लगने की संभावना नहीं होती। घर से बाहर जाते समय कानों को रूमाल से ढंक लेना चाहिए। जब गर्मी अधिक पड़ रही हो तब मोटे, सफेद और ढीले कपड़े पहनने चाहिए। दिन में दो बार नहाना चाहिए। एक सफेद प्याज (ऊपर का छिलका हटाकर) हमेशा साथ रखने से 'लू' लगने की संभावना नहीं रहती। प्याज और पुदीना 'लू' लगने के खतरे से रक्षा करते हैं। घर से बाहर निकलने से पहले पानी या छांछ पीकर निकलने से लू नहीं लगती। नींबू का शरबत पीना हितकर होता है।

'लू' व गर्मी से बचने के लिए रोजाना शहतूत खाएं। पेट, गुर्दे और पेशाब की जलन शहतूत खाने से दूर होती है। यकृत और आंतों के घाव ठीक होते हैं। नित्य शहतूत खाते रहने से मस्तिष्क को ताकत मिलती है।

यदि 'लू' लग जाए तो 'लू' का असर दूर करने के लिए कच्चे आम को उबालकर उसके रस में पानी मिलाकर घोल बनायें तथा उसमें थोड़ा सेंधा नमक, जीरा, पुदीना डालकर पिएं।

गर्मी भगाएं शीतल पेय से

पसीने से तर-बतर करने वाली इस गर्मी में न कुछ खाने की इच्छा होती है और न कहीं बाहर जाने की। ऐसे में मन करता है कि बस कुछ ठंडा मिल जाए, लेकिन सॉफ्ट ड्रिंक का अत्यधिक सेवन आपके स्वास्थ्य के लिए हानिकारक है। इसलिए हम यहां आपको बता रहे हैं, गर्मी में शीतलता प्रदान करने वाले कुछ ऐसे पेय पदार्थों के बारे में जो आपको गर्मी से निजात दिलाने के साथ-साथ आपके स्वास्थ्य की भी रक्षा करते हैं।

आजकल मौसम है तेज झुलसाती धूप का ऐसे में लू लगना, गला सूखना, हैजा, दस्त, अतिसार, वमन, चक्कर, बेचैनी, जलन, शरीर में गर्मी, कमजोरी आदि तमाम रोग होना आम बात है। तपिश से बचने और शरीर की गर्मी को शांत करने के लिए जो उपाय किए जाते हैं, उनमें शीतल पेय काफी कारगर हैं, शरीर में ठंडक बनी रहे इसके लिए शीतल पेय का सेवन अधिक से अधिक करना चाहिए।

अनानास

गर्मी के दिनों में अनानास का जूस काफी फायदेमंद है, इसके सेवन से शरीर को ताजगी एवं ठंडक मिलती है, प्यास बुझती है। खाली पेट अनानास का रस पीने से गर्मी शांत होती है। गर्मी में अगर बैचेनी हो जाए तो अनानास का जूस पीने से बैचेनी शांत हो जाती है।

गन्ने का रस

गर्मी के दिनों में गन्ने का रस हर जगह-नजर आ जाएगा। इसकी वजह यह है कि गन्ने का रस शीतलता प्रदान करता है। गर्मियों में अगर इसका नियमित सेवन किया जाए, तो 'लू' से भी बचाव होता है। इसके ताजे रस में लौह, ताम्र और फास्फोरस रहने के कारण यह एक उत्तम पौष्टिक पेय है। पीलिया रोग में इसका जूस काफी फायदेमंद है।

नारियल का पानी

कच्चे नारियल का पानी शीतल तथा वमन, मूर्च्छा और पित्त ज्वर को दूर करता है। पके नारियल का जल मलरोधक, भारी और शीतल होता है। नारियल का पानी पीने से प्यास और घबराहट दूर होती है। 'लू' लगने पर नारियल के पानी के साथ काला जीरा पीसकर शरीर पर लेप करने से राहत मिलती है।

चंदन का शर्बत

चंदन का शर्बत, पुदीने के रस में पीने से लू में लाभ मिलता है। एक किलो पानी में सौ ग्राम चंदन का चूरा डालकर आधा रह जाने तक उबालें। फिर तीन लीटर पानी में दो किलो पानी और चंदन का उबला पानी डालकर दो तार की चाशनी लें। इसे ठंडा कर बोतलों में भरकर रख दें। गर्मी के मौसम में इसे प्रतिदिन पिया जा सकता है।

जौ का रस

गर्मी के दिनों में जौ का रस बहुत उत्तम होता है। रात को अंजली भर अच्छी तरह साफ किए जौ तीन चौथाई लीटर पानी में भिगोकर ढक दें। सुबह में उसी पानी में उन्हें उबालें, जब उसका पानी गुलाबी रंग का हो जाए तो उसे छान लें। स्वाद के लिए इसमें थोड़ी सी शक्कर और नमक मिलाकर थोड़ा-थोड़ा पानी पिएं। यह रस हर उम्र के लोगों के लिए उत्तम है।

छाछ/दही की लस्सी

इस मौसम में शरीर की गर्मी तथा बेचैनी दूर करने में मट्ठे या दही की लस्सी बहुत फायदेमंद होती है। मीठी लस्सी की बजाय उसमें पिसा हुआ सेंधा नमक, काला नमक, भुना पिसा हुआ जीरा मिलाकर पीने से गर्मी में होने वाली बेचैनी तो दूर होती ही है, साथ ही शरीर

में स्फूर्ति व ताजगी भी आती है। यह शक्तिवर्धक पेय है। इस मौसम में मट्ठे का सेवन अजीर्ण रोगियों के लिए भी काफी फायदेमंद होता है।

आम का पन्ना

गर्मियों के मौसम में सबसे अधिक इसका सेवन किया जाता है। कच्चे आम को भूनकर या उबालकर बनाया गया पना 'लू' से पीड़ित रोगी को तेजी से फायदा पहुंचाता है। अगर कच्चे आम को नमक लगाकर खाया जाए तो प्यास बुझती है।

चने का सत्तू

शुद्ध चने का सत्तू भी गर्मी के दिनों में तन-मन को काफी ठंडक पहुंचाकर तरोताजा करता है। इसके सेवन से पेट की गर्मी शांत होती है और 'लू' भी नहीं लगती।

शहतूत

काले शहतूत का रस और शर्बत दाह का शमन करने वाला, प्यास को दूर करने वाला होता है। इसका उपयोग ज्वर में राहत देता है।

तरबूज

तरबूजे का गूदा निकालकर उसमें मिश्री मिलाएं और पीस लें। इस रस के सेवन से प्यास लगने की बीमारी दूर होती है।

बादाम की ठंडाई

बादाम, सौंफ, काली मिर्च, गुलाब की पत्तियां, खरबूज के बीज, मुनक्का तथा कासनी को मिलाकर ठंडाई घोटें तथा शहतूत का रस मिलाकर पिएं, गर्मी से राहत मिलेगी।

बेल का रस

बेल के अंदर गूदे के बीजों को निकालकर उसका शर्बत बनाकर पीने से गर्मी के दिनों में काफी राहत मिलती है। जहां यह तन-मन की गर्मी को शांत करता है, वहीं 'लू' लगने से भी बचाता है।

❖

कैसा हो सर्दियों में आहार

गर्मियां खत्म होते ही जैसे ही सर्दियों का आगाज होता है हमारी खान-पान की आदतों में बदलाव आ जाता है। सर्दियों में हमारा खान-पान किस तरह का हो, आइए जानते हैं।

कंपकंपाती सर्दियों का मौसम जैसे ही अपनी आहट देता है लोगों के चेहरे पर मुस्कान आ जाती है कि चलो अब चिपचिपी गर्मी से छुटकारा मिला। लेकिन गर्मी में जहां लू लगने और सनबर्न जैसी परेशानियां होती हैं वहीं सर्दियों में भी सर्दी बढ़ने के साथ-साथ ही कुछ स्वास्थ्य सम्बन्धी समस्याएं भी बढ़ जाती हैं और यदि उन पर समय रहते ध्यान न दिया जाए तो वह बड़ी बीमारी का कारण भी बन जाती है, सर्दियों में होने वाली परेशानियों से निबटने के आसान उपाय बता रहे हैं डॉक्टर धीरज सिंघल और डॉक्टर सहाय।

हार्ट अटैक

कंपकंपा देने वाली ठंड में दिल ही नहीं दिमाग को भी संभाल कर रखने की जरूरत है। ठंड दिल के साथ-साथ दिमाग के लिए भी खतरनाक है। ठंड के दिनों में खून गाढ़ा हो जाता है। शरीर को गर्मी देने के लिए नसें सिकुड़ती हैं। इन सब कारणों से रक्त का बहाव धीमा हो जाता है, जिससे हृदय को ऑक्सीजन कम मिलती है। ऑक्सीजन की पूर्ति करने के लिए हृदय को ज्यादा काम करना पड़ता है। इस स्थिति में हार्ट अटैक का खतरा ज्यादा रहता है। यह खतरा सर्दियों में 25-30 फीसदी बढ़ जाता है।

- ठंड से बचाव जरूरी है, इसलिए जब ज्यादा ठंड पड़े तो उन दिनों में सुबह की सैर पर नहीं जाना चाहिए और खुद को ठंड से बचाकर रखना चाहिए।

- ऐसे मौसम में सादा और संतुलित आहार लेना चाहिए। इसलिए अगर आप किसी पार्टी में भी गए हैं तो भी तले, भुने, नॉनवेज खाने से परहेज करना ठीक रहता है।
- सूर्य की किरणों में मौजूद विटामिन डी हमारे शरीर को हार्ट अटैक से बचाता है इसलिए सर्दियों में कुछ समय निकालकर धूप में जरूर बैठें।
- सर्दी के मौसम में डिप्रेशन की समस्या ज्यादा हो जाती है इसलिए ऐसे मौसम में अकेलेपन व तनाव से बचने की कोशिश करें।
- समय-समय पर अपना मेडिकल चेकअप कराते रहें।
- अपनी इवाईयां भी लेते रहें, बीच में एक दो दिन के लिए भी न छोड़ें।

ब्रेन स्टोक

सर्दी में ब्रेन स्टोक का खतरा भी बढ़ जाता है। इसका भी मुख्य कारण हृदय के ज्यादा काम करने से रक्तचाप का बढ़ना है। ठंड के दिनों में लोग खान-पान में तेल, मसाला कुछ ज्यादा ही लेने लगते हैं। खान-पान में परहेज बिगड़ने के कारण शरीर में नमक की मात्रा बढ़ते ही लोग हाइपरटेंशन का शिकार होते हैं। इसके अलावा इन दिनों रक्त में थक्का ज्यादा बनता है, जिससे रक्तचाप ज्यादा बढ़ जाता है जो कि दिमाग की नसों पर ज्यादा दबाव डालता है, जिससे ब्रेन स्टोक का खतरा बन जाता है।

- संतुलित आहार लें। अपने आहार में तला-भुना भोजन लेना कम कर दें या बिल्कुल ही न लें।
- नमक की मात्रा कम कर दें।

आर्थराइटिस

ठंड में मांसपेशियों में कड़ापन आ जाता है, जिसके कारण जोड़ों में कड़ापन ज्यादा हो जाता है। आर्थराइटिस के मरीजों को दौड़ने व कूदने से बचना चाहिए। दर्द निवारक दवा भी डॉक्टर की सलाह के बिना न लें, इससे किसी दूसरी तरह की समस्या भी हो सकती है।

- सर्दी से बचने की पूरी कोशिश करें। थोड़ी-सी ठंड होने पर ही गुनगुने पानी से नहाना शुरू करें और पीने के लिए भी गुनगुने पानी का इस्तेमाल करें।
- दिन में दो बार हॉट वॉटर बैग से हाथ-पैरों की सिकाई करें।
- सरसों या जैतून के तेल की मालिश करना भी सर्दियों में फायदेमंद रहता है।

- इस मौसम में धूप में बैठना भी ठीक रहता है क्योंकि सूर्य की किरणों में मौजूद विटामिन डी कैल्शियम के अवशोषण की क्षमता को बढ़ाता है।
- ठंडी तासीर की चीजों को खाने से परहेज करें, जैसे कि कोल्ड-ड्रिंक, दही, चावल आदि।
- किसी भी बीमारी से लड़ने के लिए जरूरी है कि आप अपने आहार में ज्यादा से ज्यादा कैल्शियम को शामिल करें, जैसे कि अंडा, मछली, फल व सब्जियां आदि।
- घुटनों को ठंड से बचाने के लिए नी कैप पहनें और मोजे व दस्ताने भी हमेशा पहन कर रखें।

विंटर डिप्रेशन

सर्दियों के मौसम में विंटर डिप्रेशन की समस्या आम है। इस मौसम में कुछ ज्यादा ही भूख लगती है और दैनिक गतिविधियां थोड़ी धीमी गति से चलने लगती है। इस मौसम का प्रभाव कुछ ऐसा होता है कि लोग हाई कैलोरी का भोजन लेने लगते हैं। इससे स्वास्थ्य पर विपरीत प्रभाव पड़ता है। हाई कैलोरी की चीजें अवसाद बढ़ाती है। इस मौसम में नींद कम आने से भी उदासी और चिड़चिड़ापन होने लगता है। सर्दियों में हार्मोंस बदलाव होते हैं। अत्यधिक ठंड में ब्रेन में बनने वाले हार्मोन सेरोटीन के लेवल में अंतर आ जाता है। कफ और वाद में वृद्धि हो जाती है, इससे विंटर डिप्रेशन जैसी समस्या आम हो जाती है।

- इस मौसम में कोशिश यही करनी चाहिए कि खान-पान और शारीरिक गतिविधियों में तालमेल बिठाया जा सके।
- सेल्फ मसाज करना भी अच्छा रहता है। सेल्फ मसाज दो किलोमीटर की सैर के बराबर है। इससे बॉडी खुल जाती है और एक्टिवनेस आ जाती है।
- सूर्य की रोशनी जहां हार्मोन स्तर को सुचारू रखती है वहीं ताजी हवा में व्यायाम करने से कार्डियोवैस्क्यूलर सिस्टम भी दुरुस्त रहता है।
- अगर नियमित रूप से व्यायाम किया जाए तो इस समस्या पर काबू पाया जा सकता है।
- अखरोट सेलेनियम का अच्छा स्रोत है, जो मानसिक स्वास्थ्य के लिए अच्छा होता है और अवसाद से बचाता है इसलिए इसे अपने आहार में शामिल करें।
- मूड बिगड़ने व अवसाद की स्थिति से बचने के लिए फिश खाना बहुत लाभकारी है।

बच्चों के लिए

इस मौसम में वायरस और बैक्टीरिया तेजी से सक्रिय होते हैं और बच्चों के शरीर पर हमला बोल देते हैं। इससे सर्दी, जुकाम, खांसी, गले और कान में इंफेक्शन जैसी समस्याएं देखने को मिलती हैं।

- नहलाने के तुरंत बाद बच्चे को खुले में न ले जाएं बल्कि उसे तुरंत गर्म कपड़े पहना दें।
- सर्दी होने पर बच्चे को स्टीम देना भी फायदेमंद है।
- बच्चे को गर्म तासीर वाली चीजें खाने के लिए दें, जैसे कि चिकन, अंडा, गर्म दूध, बादाम आदि।
- बच्चे को सिर पर स्कार्फ या कैप आदि के साथ मोजे और दस्ताने पहना कर रखें।
- बच्चों को ठंडे पानी से दूर ही रखें और अकेले बाहर हवा में खेलने से रोकें, क्योंकि एक बार सर्दी लग गई तो कई दिन लग जाएंगे ठीक होने में।
- अगर घरेलू उपचार से फायदा न हो तो देर किए बिना बच्चे को तुरंत डॉक्टर के पास ले जाएं।

त्वचा की समस्या

सर्दियों में सर्द हवाएं चलने से त्वचा में शुष्कता व झुर्रियां पड़ने लगती हैं। रक्त में ऑक्सीजन की कमी हो जाती है और लोग एनीमिक हो जाते हैं। सबसे ज्यादा परेशानी कफ प्रवृत्ति वाले लोगों को होती है। कफ प्रवृत्ति वाले लोगों के अंदर स्थायी रूप से ठंडक बने रहने के कारण सूजन व मोटापे की समस्या हो जाती है। त्वचा पर झांइयां पड़ने लगती है, बाल तेजी से टूटने लगते हैं, त्वचा का रंग काला पड़ने लगता है। सर्द हवाओं के संपर्क में आने से पित्त और वात वाली त्वचा भी संवेदनशील हो जाती है। यही नहीं कॉस्मेटिक लगाने से जलन होने लगती है।

- मौसम में नमी बढ़ने के साथ ही ध्यान रखें कि पीने के पानी का तापमान ठंडा न हो, गुनगुने पानी का इस्तेमाल करें।
- शुष्क हवा के संपर्क से त्वचा को बचाने के लिए मॉइश्चराइजर लगाएं।
- शुष्क त्वचा के लिए फाउंडेशन लगाने से पहले क्रीम से मसाज करें और फाउंडेशन वॉटर बेस या क्रीम बेस होना चाहिए।

- सर्दियों में आंखों का मेकअप करते समय आईशैडो सूखा होने की बजाय क्रीमी होना बेहतर है।

अस्थमा

ठंड के मौसम में श्वसन तंत्र की एलर्जी से संबंधित है अस्थमा। यह समस्या किसी भी उम्र में हो सकती है। इस मौसम में शुष्क वातावरण और नमी के अभाव के कारण अस्थमा के रोगियों को सांस लेने में कठिनाई होती है।

- सर्दी के मौसम में वातावरण में धूल और गाड़ियों के धुएं का गहरा आवरण छाया रहता है, जिसे स्मॉग कहा जाता है। यह अस्थमा रोगियों के लिए काफी नुकसानदायक है, इसलिए इससे बचकर रहें। बाहर जाते समय अपनी गाड़ी का शीशा भी बंद रखें।
- अपने खान-पान में हर्बल टी और सूप को शामिल करें।
- अगर सोते समय तेज खांसी से नींद टूट जाए तो खिड़की के पास खड़े होकर ताजी हवा में सांस लें।
- कोशिश करें कि रात में सोते समय रूम हीटर या ब्लोअर न चलाएं, क्योंकि इससे कमरे के वातावरण की स्वाभाविक ऑक्सीजन खत्म हो जाती है, जिससे सांस लेने में परेशानी होने लगती है।
- मसालों के छौंक, कीटाणुनाषक स्प्रे, धूपबत्ती के धुएं से सांस नलिकाओं की मांसपेशियां सिकुड़ कर छोटी हो जाती हैं, जिससे सांस लेने मे तकलीफ बढ़ जाती है। इसलिए घर में इस तरह के धुएं के निकलने के प्रर्याप्त इंतजाम होने चाहिए, जैसे- चिमनी लगवाएं, खिड़की-दरवाजे धुएं के आने पर खोल दें आदि।
- अपने पर्स में हमेशा एक एक्सट्रा नेब्युलाइजर रखें ताकि इसका इस्तेमाल आप कर सकें।
- अगर इससे भी आराम न मिले तो तुरंत किसी डॉक्टर से संपर्क करें वरना यह खतरनाक हो सकता है।

बुजुर्गों के लिए

उम्र बढ़ने के साथ ही बुजुर्गों के शरीर में कई तरह की परेशानी हो जाती है जो सर्दी के मौसम में और भी बढ़ जाती है। सर्दी लग जाने से बदन में दर्द, सिर दर्द, जोड़ों के दर्द, सर्दी-जुकाम जैसी समस्याएं शुरू हो जाती हैं।

- ठंड से बचकर रहें।
- प्रतिदिन धूप में कुछ समय बिताएं।
- भोजन में सूप को शामिल करें।
- हरी सब्जियों व फलों का सेवन करें, क्योंकि इनमें मौजूद एंटी ऑक्सीडेंट तत्त्व शरीर में रोग-प्रतिरोधक क्षमता बढ़ाते हैं।

ब्लड प्रेशर

वैज्ञानिकों के द्वारा किए गए सर्वेक्षण में यह बात सामने आ चुकी है कि सर्दी के मौसम में अंत: स्रावी ग्रंथियों से कुछ ऐसे हार्मोंस निकलते हैं, जो ब्लडप्रेशर बढ़ाने के लिए जिम्मेदार होते हैं और इस मौसम में यह संभावना 33 प्रतिशत तक बढ़ जाती है।

- अपने बॉडी मास इंडेक्स के अनुसार वजन को संतुलित रखें। इसके लिए एक्सरसाइज, उचित खान-पान जैसी चीजों को अपनाएं।
- वजन कम करने के लिए डॉक्टर से सलाह लिए बिना डायटिंग करना खतरनाक हो सकता है।
- ताजे फल और सब्जियों का सेवन करें, यह संतुलित आहार वजन नहीं बढ़ाता है।
- अपने खाने में नमक का कम से कम इस्तेमाल करने की आदत डालें।
- कोशिश करें कि तला-भुना, नॉनवेज, तम्बाकू, सिगरेट, एल्कोहल जैसी चीजों के सेवन से बचकर रहें।

सर्दियों में खान-पान

डॉक्टर विपिन मिश्रा का कहना है कि इस मौसम में, शरीर ठंडी हवाओं व मौसम से बचाव के लिए खुद को गर्म रखने के लिए ढेर सारी ऊर्जा पैदा करता है, जिससे भूख बढ़ती है, साथ ही पाचन क्रिया भी मजबूत होती है। इस मौसम में कुछ खास खाद्य पदार्थों को अपने भोजन में शामिल किया जाना चाहिए, तीखे और मसालेदार भोजन से परहेज करना चाहिए क्योंकि ये शरीर में रूखापन बढ़ाते हैं। हमारी शारीरिक गतिविधियां भी कुछ कम होने लगती हैं और वजन बढ़ने लगता है, साथ ही मौसम बदलने से कई तरह के रोग हमें घेर लेते हैं। इसलिए अपने खान-पान का विशेष ध्यान रखना इन दिनों जरूरी है। आइए जानें कि इन दिनों किन चीजों को अपनी डाइट में शामिल करें और किन को नहीं।

- सर्दियों में विटामिन डी की कमी हो जाती है। ऐसे में सीजनल एफेक्टिव डिसऑर्डर जैसी समस्याएं हो जाती हैं। फिश में विटामिन डी के साथ ही ओमेगा-3 फैटी एसिड्स की बहुतायत होती है, जिससे शरीर में सेरोटोनिन स्तर बढ़ता है और मूड बिगड़ने व अवसाद की स्थिति से बचा जा सकता है।
- सर्दियों में मीठा खाने का मन करे और चॉकलेट खानी हो तो अच्छी क्वालिटी की डार्क चॉकलेट चुनें, जिसमें उच्च मात्रा में कोको तत्त्व हो, ताकि कोको में पाए जाने वाले एंटीऑक्सीडेंट्स का लाभ मिल सके।
- साबुत अनाज जैसे- गेहूं, ओट्स, बाजरा, ब्राउन राइस, दलिया सुपाच्य होता है और हृदय के लिए भी लाभकारी होता है। इसलिए इस मौसम में इनका प्रयोग करें।
- विटामिन सी सर्दियों में इम्यून सिस्टम को सही रखता है। इसलिए विटामिन सी वाली चीजें जैसे- संतरे, अंगूर, नींबू आदि का सेवन करें।
- खाना वही खाएं जो आसानी से पच जाए, क्योंकि सर्दियों के मौसम में पाचन तंत्र अपनी सामान्य गति से धीमे काम करता है। अत: ज्यादा से ज्यादा तरल खाद्य पदार्थों का सेवन करें।
- इस मौसम में खाने में सूप, दलिया, खिचड़ी, उबली पत्तेदार हरी सब्जियां व फल खाना बेहतर रहता है।
- गाजर व चुकंदर में विटामिन-ए होता है, इसका सेवन करने से चेहरे पर चमक आ जाती है।
- यह एक भ्रम है कि अनानास, संतरा, आंवला व नींबू खाने से कफ की प्रवृत्ति बढ़ जाती है, बल्कि विटामिन-सी की कमी से होने वाली तमाम बिमारियां इन्हीं चीजों के सेवन से दूर होती है।
- ठंड के मौसम में हरी पत्तेदार सब्जियां खूब खाएं।
- इस मौसम में गोंद के लड्डू भी शरीर के लिए फायदेमंद हैं, इससे शरीर का तापमान रेग्युलेट होता है।
- ड्राई फ्रूट को आहार में शामिल करें, क्योंकि इस मौसम में ये जल्दी डायजेस्ट हो जाते हैं।
- फलों का इस मौसम में नियमित सेवन करें, खासतौर पर मौसमी, अंगूर जैसे खट्टे फलों का।

- गन्ने का रस केवल गर्मियों में ही नहीं बल्कि ठंड में भी फायदा करता है। यह शरीर का तापमान मैंटेन करके रखता है।
- घी का प्रयोग कम मात्रा में होना चाहिए।
- अगर रात के समय गरिष्ठ भोजन खा रहे हैं तो 8 बजे तक खा लें।
- सर्दियों में बच्चों को बादाम और छुआरे दीजिए, ये उनकी सेहत के लिए अच्छे हैं। बादाम और छुआरे को गर्म दूध में मिलाकर पीजिए।
- सर्दियों में आटे को सेक कर और उसमें सभी तरह के ड्राई फ्रूट मिलाकर बनाए गए लड्डू सेहत के लिए अच्छे रहते हैं।
- सर्दियों में शरीर को हाइड्रेट करने के लिए पानी पीना बहुत जरूरी है। त्वचा में भी नमी कम हो जाती है, इसलिए उसे भी पानी से ही संतुलित किया जा सकता है।
- क्रीमी कॉकटेल्स का प्रयोग कम करें, क्योंकि इसमें बहुत कम कैलोरी होती है।
- एल्कोहल का प्रयोग बहुत कम मात्रा में करें और सर्दियों में लोग धूम्रपान का प्रयोग भी अधिक मात्रा में करने लगते हैं, जो शरीर के लिए हानिकारक है, इसलिए यह लत छोड़ दें।
- दही से इम्यून सिस्टम सही होता है, इसलिए इसका प्रयोग करें।
- दिन में कम से कम 3 बार भोजन करें।
- जंक फूड को नियमित भोजन का हिस्सा न बनाएं। चीनी, फैट, नमक और जंक फूड कम मात्रा में लें।
- नियमित खान-पान में कम से कम एक प्लेट गहरी हरी पत्तेदार सब्जियों को अवश्य शामिल करें।
- फ्रिज का पानी, आइसक्रीम, फ्रोजन खाद्य या पेय पदार्थ इस मौसम में निषेध हैं।

❖

सर्दी जुकाम और आपका भोजन

बदलते मौसम में सर्दी, खांसी एक आम समस्या है। जिसके कारण गला खराब व जुकाम की समस्या भी उत्पन्न हो जाती है। आइए जानते हैं ऐसे आहार के बारे में जिनके सेवन से इस समस्याओं को दूर किया जा सकता है।

1. **शहद**- शहद में एंटीऑक्सीडेंट तत्त्व पाए जाते हैं तथा यह कफ की समस्या को दूर करता है।
2. **काली मिर्च**- काली मिर्च को गरम पानी में उबालकर उसका काढ़ा बना कर पीने से सर्दी व खांसी में बहुत लाभ पहुंचता है। यदि आप चाहें तो गर्म दूध में काली मिर्च का पॉउडर मिला कर भी पी सकते हैं।
3. **मुलेठी**- 10 ग्राम मुलेठी, 100 ग्राम काली मिर्च तथा 30 ग्राम पुराने गुड़ को पीस लें और 6 ग्राम प्रतिदिन खाने से बुखार में लाभ मिलता है।
4. **लहसुन**- लहसुन को कच्चा खाने से भी जुकाम दूर होता है। इसके अतिरिक्त लहसुन की दो कलियों को ऑलिव ऑयल में मिला कर गरम करें तथा उसकी मालिश सोने से पहले पैरों के तलवों में करें व पैरों को ढक कर सो जाएं। यह नुस्खा जुकाम में बहुत लाभ पहुंचाता है।?

क्या खाएं?

1. हल्का और सुपाच्य भोजन करें। साथ ही वह ताजा और गरम हो।
2. अपने भोजन में तरल पदार्थों की मात्रा बढ़ाएं, इससे आपको शीघ्र स्वस्थ होने में मदद मिलेगी। ऐसे में आपके लिए टमाटर, हरी सब्जियां और नॉन वैजीटेरियन हैं तो चिकेन सूप पीना बहुत फायदेमंद होगा।
3. अगर आपको या आपके घर में किसी को सर्दी–जुकाम हो तो आप अपने घर में ही खाना बनाएं, उसमें बड़ी इलायची, लौंग, काली मिर्च, दालचीनी, तेजपत्ता और अदरक जेसे गरम मसालों का इस्तेमाल पर्याप्त मात्रा में करें। इन मसालों में सर्दी-जुकाम ठीक करने की क्षमता होती है।
4. संतरा, नींबू और मौसमी जैसे खट्टे फल इस समस्या को दूर करने में सहायक होते हैं, क्योंकि इन फलों में मौजूद विटामिन सी सर्दी–जुकाम को दूर करने में सहायक होता है।

क्या न खाएं?

1. अपने खाने में लाल मिर्च का ज्यादा इस्तेमाल न करें।
2. आइस्क्रीम, कोल्डड्रिंक और फ्रिज के पानी से बचें।
3. बहुत ज्यादा घी–तेल से बनी चीजें न खाएं।
4. सर्दी–जुकाम के दौरान स्वादिष्ट और चटपटा खाने का मन करता है, लेकिन सेहतमंद आहार भी जरूरी है।

कुछ भ्रामक धारणाएं

1. कुछ लोग ऐसा मानते हैं कि सर्दी–जुकाम में फल खाना नुकसानदेह होता है, लेकिन यह धारणा बिल्कुल गलत है। सर्दी–जुकाम में आप सभी तरह के फल खा सकते हैं।
2. दूध, दही, चावल व ब्रेड जैसी चीजें कफ की मात्रा बढ़ा देती हैं, यह धारणा बिल्कुल गलत है। इनका सर्दी–जुकाम से कोई संबंध नहीं होता। आप इन्हें आराम से खा सकते हैं, बशर्ते कि इन्हें फ्रिज में न रखा गया हो। ❖

बरसाती मौसम और आपका भोजन

वर्षा ऋतु के मौसम में दूषित वात, पित्त, कफ के कारण मानव शरीर की जठराग्नि मंद हो जाती है। जिसके कारण भोजन का पाचन ठीक तरह से नहीं हो पाता तथा पेट से संबंधित कई रोग हो जाते हैं। इसके अलावा बरसात के मौसम में व्यक्ति चर्म रोगों का शिकार भी हो जाता है। इसलिए व्यक्ति को इस मौसन में संयमित आहार-विहार करना चाहिए।

वर्षा ऋतु में होने वाले रोग

अग्नि मांद्य, अजीर्ण, कृमि, अम्लपित्त, त्वचा रोग, एलर्जी, कास श्वास, संधि विकार, संधि शूल आदि बरसात में होने वाले रोग हैं।?

क्या खाएं?

- वर्षा ऋतु में जठराग्नि क्षीण हो जाती है इसलिए हल्के व सुपाच्य आहार का ही सेवन करें।
- बरसात के मौसम में भिंडी, लौकी, तोरई, परवल, कद्दू, करेला आदि सब्जियों का सेवन करना चाहिए।

- फलों में आम, जामुन, बेर, अंगूर आदि का सेवन उत्तम रहता है। अपने आहार में व्यक्ति को हरा धनिया, लहसुन, अदरक, जीरा, हींग, काली मिर्च आदि का भरपूर प्रयोग करना चाहिए।
- भोजन में गेहूं, ज्वार, पुराना जौ, साठी चावल, लाल चावल आदि प्रयोग करने चाहिए।
- दूध, घी का सेवन भी इस मौसम में वात नाशक एवं शारीरिक शक्ति के लिए अच्छा रहता है।
- पानी में शहद मिलाकर पीना चाहिए।

क्या न खाएं?

- वर्षा ऋतु के मौसम में दही व छाछ का सेवन न करें। गोभी, पालक, मटर, मसूर, चना, सरसों का प्रयोग भोजन में नहीं करना चाहिए।
- तले हुए खाद्य पदार्थों का सेवन न करें। फ्रिज का पानी तथा नदी व कुओं का पानी इस मौसम में नहीं पीना चाहिए।
- इस मौसम में जठराग्नि मंद हो जाती है, इसलिए मांस, मछली व गरिष्ठ भोजन का सेवन नहीं करना चाहिए।
- वर्षा ऋतु में शाम का भोजन सूर्यास्त होने से पहले ही कर लेना चाहिए, क्योंकि सूर्यास्त होने के बाद जठराग्नि और मंद हो जाती है।
- हर जगह का पानी न पिएं। वर्षा काल में दूषित जल पीने से अनेक रोग हो जाते हैं।

❖

दांत दर्द के लिये आहार

हमें पेस्ट के स्थान पर किसी आयुर्वेदिक या प्राकृतिक जड़ी-बूटियों से बने हुए मन्जन का प्रयोग करना चाहिये। दांतों के कमजोर और पीले होने के कई कारण हो सकते हैं, लेकिन अगर आप इन 10 चीजों को नियमितता से खाएंगे और कुछ सावधानियां बरतेगें तो आपके दांत चट्टान से भी मजबूत हो जाएंगे-

आर्टिफीशियल शुगर का प्रयोग

जितना हो सके वही खाएं जिसमें चीनी न मिली हो। चीनी की जगह पर कृत्रिम मिठास का प्रयोग करना अच्छा होगा।

दाल

इसमें हाई प्रोटीन होता है, जिसको खाने से दांत मजबूत बनते हैं।

सब्जियां

सब्जियों में बहुत सारा फायबर होता है जो कि मुंह में एसिडिक लेवल को कम कर देता है। जब कम एसिड बनेगा तो दांतों को भी कम नुकसान होगा। दांतों की सेहत के लिए ब्रोकली, मशरूम तथा बींस खाने की सलाह दी जाती है।

फल

अगर फल को नियमित रूप से खाया जाए तो दांत मजबूत बनते हैं। इन्हें कच्चा ही खाएं न कि इनका जूस पिएं।

पानी

यह दांत में ph लेवल को मेंटेन करता है। दांत में कैविटी न बने इसके लिये दिन में 7-8 गिलास पानी जरूर पिएं।

डेयरी प्रोडक्ट

कैल्शियम और फॉस्फोरस दांतों को मजबूत बनाते हैं जिनकी प्राप्ति डेयरी प्रोडक्ट्स के सेवन से सरलता से होती है।

चाय

ग्रीन और ब्लैक टी पीने से दांत मजबूत बनते हैं, क्योंकि इसमें पॉलीफिनॉल पाया जाता है, जो दांतों के बैक्टीरिया से लड़ता है।

च्यूइंगम

बिना चीनी वाली च्यूइंगम दांतों के लिये अच्छी होती है। इसे चबाने से दांतों में लगा जितना भी खाने का टुकड़ा है, वो सब साफ हो जाता है।

चॉकलेट

डार्क चॉकलेट खाने से दांतों में मजबूती आती है। इस बात का ध्यान रखें कि चॉकलेट में ज्यादा चीनी न हो और न ही कोई डेयरी प्रोडक्ट मिला हो, चॉकलेट केवल कोको से ही बनी होनी चाहिये।

मसाले

लौंग, दालचीनी, जीरा, धनिया और इलायची न केवल खाने को स्वादिष्ट बनाते हैं, बल्कि मौखिक स्वास्थ्य भी बनाए रखते हैं।

आपको अपने नाश्ते में शामिल खाद्य पदार्थों पर ध्यान देने के साथ-साथ अन्य जरूरी बातों पर ध्यान देने की आवश्यकता है, जिससे आप अपने दांतों को लंबे समय तक स्वस्थ रख सकते हैं।

रोज दो बार करें ब्रश

दांतों को सड़ने से बचाने का सबसे आसान उपाय है रोज दो बार ब्रश करें। सुबह सोकर उठने के बाद और रात को सोने से पहले, रोज सही तरीके से दांत साफ करें।

रोज करें फ्लॉस

खाना खाते वक्त कई बारीक कण दांतों में फंस जाते हैं जो ब्रश से भी साफ नहीं होते। ऐसे में ब्रश करने के दौरान फ्लॉस की आदत डालें। इससे दांत अच्छी तरह साफ होते हैं।

खाने के बाद करें कुल्ला

नाश्ता-खाना या फिर चाय-कॉफी, इनके सेवन के बाद पानी से कुल्ला करने की आदत डालें। इससे मुंह साफ रहेगा और दांत लंबे समय तक मजबूत रहेंगे।

प्रिजर्वेटिव्स या पैक्ड डाइट से बचें

प्रिजर्वेटिव ड्रिंक्स या फास्ट फूड का सेवन दांतों के लिए भी बहुत फायदेमंद नहीं है। इनमें मौजूद शुगर और प्रिजर्वेटिव्स दांतों को नुकसान पहुंचाते हैं।

सीलेंट की कोटिंग

दांतों पर कैविटी से बचाव के लिए सीलेंट की कोटिंग करवा सकते हैं। इससे दांतों को बैक्टीरियाई संक्रमण से बचाने में मदद मिलती है। खासतौर पर बच्चों के लिए सीलेंट की कोटिंग सबसे सुरक्षित तरीका है।

इस्तेमाल करें माउथवॉश

बाजार में कई एंटीमाइक्रोबिल माउथवॉश उपलब्ध हैं, जिनके इस्तेमाल से दांतों को सड़ने से बचाया जा सकता है। रोज ब्रश करने के बाद माउथवॉश का इस्तेमाल करें।

शुगर फ्री च्युइंगम

शुगर फ्री च्युइंगम चबाने के दौरान मुंह में लार बनती है, जिससे दांतों को संक्रमण से बचाने में मदद मिलती है। आप चाहें तो बिना च्युइंगम खाए भी मुंह की एक्सरसाइज करें। इससे मुंह में लार बनेगी और दांत संक्रमण मुक्त होंगे।

बेकिंग सोडा से बचें

खाने में बेकिंग सोडा के ज्यादा सेवन या इस्तेमाल से बचाव करें। पहले इसके इस्तेमाल से आपको दांत सफेद और चमकदार लग सकते हैं लेकिन बाद में दांतों में पीलापन आ जाता है।

गाढ़े रंगों के खाद्य पदार्थ न लें

ज्यादा गाढ़े रंग वाले फलों या खाद्य सामग्रियों के सेवन से बचें। सोया सॉस, मरिनारा सॉस आदि दांतों पर दाग छोड़ देते हैं।

एनर्जी ड्रिंक के ज्यादा सेवन से बचें

बहुत ज्यादा मात्रा में एनर्जी ड्रिंक न पिएं। इसमें मिला हुआ एसिड दांतों को नुकसान पहुंचाता है और दांतों की सफेदी चली जाती है।

दांत साफ रखने के टिप्स

- समय-समय पर अपने ब्रश को बदलते रहें। हर तीन महीने में ब्रश को बदलना सही रहता है। ब्रश अच्छी क्वालिटी का होना चाहिए ताकि दांतों और मसूड़ों को नुकसान न पहुंचे।

- जीभ साफ रखें। जब भी ब्रश करें, अपनी जीभ को साफ करना कतई न भूलें। इससे सांसों में बदबू नहीं आएगी और मुंह फ्रेश रहेगा।

- फल को काटकर खाने से बेहतर है कि उसे साबुत ही खाएं। इससे दांतों में मजबूती आएगी, दांत साफ रहेंगे और स्ट्रॉन्ग बनेंगे।

इन बातों पर भी दें ध्यान

- अपने नाश्ते पर एक नजर डालिए और फिर उसके गुणों के आधार पर आकलन कीजिए कि आखिर आप किस तरह का भोजन ले रहे हैं। क्या आपके नाश्ते में फल, सब्जी, अनाज व दूसरे पौष्टिक पदार्थों का समावेश है? ये आपको कितनी कैलोरी प्रदान कर रहे हैं, इसे भी चेक करें।

- आमतौर पर 40 वर्ष की आयु के बाद चिकित्सक घी, मक्खन व दूसरे वसायुक्त खाद्य पदार्थों की मात्रा बहुत कम कर देने या बिल्कुल बंद कर देने का परामर्श देते हैं। लेकिन अगर आपको घी, मक्खन आदि का सेवन करना ही है तो खूब शारीरिक श्रम करें। घी, मक्खन के सेवन से हानि की आशंका तब अधिक बढ़ती है जब कोई व्यक्ति शारीरिक श्रम बिल्कुल नहीं करता।

- हृदय रोगों से सुरक्षा के लिए पौष्टिक खाद्य पदार्थों का नाश्ते में समावेश सुनिश्चित करना चाहिए। क्योंकि नाश्ता दिनभर की भोजन सामग्री की मात्रा ही नहीं दिशा भी तय करता है।

- आपके भोजन में शारीरिक शक्ति व रोग निरोधक क्षमता के लिए सभी पौष्टिक तत्त्व संतुलित मात्रा में होने चाहिए। अपनी रुचि व स्वाद के लिए इसमें थोड़ा-बहुत परिवर्तन किया जा सकता है, लेकिन इतना अधिक नहीं कि किसी एक खाद्य पदार्थ

की मात्रा इतनी कम न कर दी जाए कि उसकी अल्प मात्रा के कारण शरीर को नुकसान पहुंचे।

दांतों के लिए घातक है शक्कर का सेवन

मीठा खाना सभी को पसंद है और बड़े चाव से खाया भी जाता है। किंतु अत्यधिक शक्कर खाने से हमारे दांतों पर बुरा प्रभाव पड़ता है। यदि शक्कर खा लेने के बाद मुंह साफ कर लिया जाए तो अवश्य उसका इतना असर नहीं होगा, जितना उसे दांतों के बीच पड़ा छोड़ देने से होता है। वास्तव में मुंह में शक्कर या शर्करायुक्त पदार्थों के पड़े रहने से कीटाणुओं को पनपने का मौका मिलता है तथा उससे मुंह में अम्ल पैदा होते हैं जिससे उसका हानिकारक असर दांतों पर पड़ता है।

हमारे मुंह में बनने वाले थूक में प्रोटीन होता है। इसकी परत दांतों पर जमने लगती है जो चिपचिपी होती है जिसे दांतों पर जीभ फेरने से महसूस किया जा सकता है। कभी-कभी यह पारदर्शक सी दिखाई देती है। इसी से दांतों में सड़न पैदा होती है व मसूढ़े पिलपिले हो जाते हैं। किंतु यह परत शर्करायुक्त पदार्थ के साथ मिल जाए तो अम्ल पैदा करती है। यह अम्ल दांतों में सड़न पैदा करता है। दांतों में सड़न पैदा होने के तीन कारण हैं जिन्हें याद रखना चाहिए। पहला परत, दूसरा शर्करायुक्त पदार्थ तथा तीसरा अम्ल। इनमें से किसी एक को निकाल दें तो दांत कभी खराब नहीं हो सकते।

शर्करा के मुख्य प्रकार एवं उनके विकल्पों की जानकारी होनी चाहिए। सुक्रोज-गन्ना व चुकंदर की शर्करा, ग्लूकोज-अंगूर की शर्करा, फ्रूक्टोज-फल की शर्करा, लेक्टोज-दूध की शर्करा, शहद द्विफल (मेपल) का मीठा रस व भुट्टे का मीठा रस। सामान्य रूप से खाई जाने वाली सफेद भूरी रंग की शक्कर सुक्रोज होती है जो दांतों के लिए सर्वाधिक खतरनाक है, क्योंकि इससे बनने वाली परत काफी मोटी और चिपचिपी होती है। शराब में सार्बिटोल और मोर्बिटोल नामक शक्कर होती है जो सामान्यतः खाई जाने वाली शक्कर से कम हानिकारक है किंतु यह काफी महंगी है। एस्पार्टेम, सैकरीन, साइक्लोमेंट कुछ ऐसे पदार्थ हैं जो शर्करायुक्त नहीं हैं, फिर भी मिठास पैदा करते हैं। वे दांतों के लिए पूर्णरूपेण सुरक्षित है। इनका दांतों पर कोई खराब असर नहीं पड़ता। जैसे साइक्लोमेंट शक्कर से 25 गुना अधिक मीठी व सैकरीन 200 गुना अधिक मीठी है। इस मात्रा से कोई हानिकारक प्रभाव नहीं पड़ता है।

क्या हम जानते हैं कि टमाटर के सॉस में एक चौथाई मात्रा शक्कर होती है। पाचन शक्ति बढ़ाने वाले बिस्किट में, शक्तिवर्धक पॉउडर बोर्नविटा, हॉर्लिक्स जैसे पदार्थों में शक्कर होती है। प्रतिदिन काम में आने वाले मकई, बेक्ड बीन, मेक्रोनी, मटर, सब्जियां व मांस इन सभी में थोड़ी मात्रा में शक्कर होती है। जो जैम या मार्मलेड काफी खाते हैं उन्हें भी काफी हानि उठानी पड़ सकती है। इसकी शक्कर चिपचिपी होती है, जो दांतों पर परत जमाने में अधिक

सक्षम होती है। इसी प्रकार ठंडे पेय हैं, उनमें किसी न किसी मात्रा में शक्कर जरूर होती है।

प्रश्न यह उठता है कि कितनी मात्रा में शक्कर खाने से हमारे दांत सुरक्षित रह सकते हैं। इसका कोई विशेष मापदंड नहीं है। आप किस तरह का आहार ग्रहण करते हैं, उसमें कितनी मात्रा में शक्कर है, वह पदार्थ कितनी मात्रा में आपके मुंह में रहता है और कितनी मात्रा में एक साथ उसे खाया जाता है, इसके अतिरिक्त कितनी मात्रा में थूक बनता है इन सभी बातों का असर दांतों पर पड़ता है।

यदि हम दांतों की सुरक्षा चाहते हैं तो उसकी सुरक्षा पद्धति को थोड़ा मजबूत करना होगा। जब भी परत दांतों पर जमने लगे तो उसे निकलवा लेना चाहिए। कुछ रसायन ऐसे होते हैं जिनसे दांतों का एनेमल मजबूत बनता है, उससे परत कम जमती है और सड़न कम पैदा होती है। इस तरह का रसायन सोरायासिस होता है। जिन लोगों को मीठा कुछ अधिक ही पसंद है, उनके दांतों में दर्द पैदा होता है। अगर दांतों की देखभाल न की गई तो बार-बार दंत चिकित्सक के पास जाना पड़ सकता है। अंत में जिनके दांत गिर जाते हैं, उन्हें मोटापा आ घेरता है। रक्तवाहिनियां खराब होने लगती हैं। हृदय पर असर पड़ता है। मधुमेह और अन्य बिमारियां भी हो सकती हैं।

हमें अत्यधिक मात्रा में मीठी चीजें नहीं खानी चाहिए। अगर कोई विशेष अवसर हो तो मिठाई खाएं किंतु अनुपात में जिससे किसी को बुरा भी न लगे और दांतों को क्षति भी न पहुंचे। इसकी जगह फल, मेवे और दूसरी चीजें खाने की काशिश करें।

हमें प्रतिदिन सुबह-रात ब्रश करना चाहिए और दिन में कुछ खाने के बाद जब भी समय मिले फ्लोराइड वाले तरल पदार्थ से कुल्ला करें। समय-समय पर विशेषज्ञ को दांत दिखाते रहना चाहिए।

❖

एनर्जी लेवल को बढ़ाता है सूप

एक ओर सूप जहां तन-मन में तरो-ताजगी का एहसास कराता है वहीं दूसरी ओर शरीर में विटामिंस की कमी को भी पूरा करता है, इसलिए हर रोज भोजन के साथ व शाम के समय सूप जरूर पिएं।

एक खुशनुमा और सुकून भरा जीवन जीने के लिए सुख-सुविधा के साथ-साथ अच्छी सेहत का होना भी बेहद जरूरी है। वैसे भी कहते हैं न तन स्वस्थ तो मन स्वस्थ और इसके लिए हमारा भोजन संतुलित और पौष्टिकता से भरपूर होना चाहिए। आज की भागदौड़ भरी जिंदगी में हम सभी के पास अधिक काम के चलते अपने लिए बहुत कम वक्त मिल पाता है। ऐसे में हेल्दी सूप एक महत्त्वपूर्ण भूमिका निभाता है। एक ओर जहां यह तन-मन में तरो-ताजगी का एहसास कराता है वहीं दूसरी ओर शरीर में विटामिंस की कमी को भी पूरा करता है। ऑफिस की दिनभर की थकान को मिनटों में दूर करता है, एक टेस्टी व हेल्दी सूप। कई बार शाम के समय भूख लगने पर हम कुछ भी उल्टा-सीधा जैसे ऑयली, जंक फूड या फास्ट फूड खा लेते हैं। जो कि हेल्थ के लिए नुकसानदायक होता है। इससे वजन बढ़ना, मोटापा और थकान- आलस्य आदि परेशानियां घेर लेती हैं।

भूख लगने पर ऑयली या जंक फूड खाने से बेहतर है कि पौष्टिकता से भरपूर सूप लिया जाए। सूप कम कैलोरीयुक्त होने के साथ-साथ विटामिन से भरपूर होता है। दिनभर के काम के तनाव और थकान के बाद शाम के समय लिया गया पौष्टिकता से भरपूर सूप ताजगी और स्फूर्ति ला देता है। वैसे भी देखा जाए तो शाम के समय बी.एम.आर. बेसल मेटाबोलिक रेट थोड़ा कम हो जाता है। सुबह से काम करते-करते बॉडी का एनर्जी लेवल भी कम हो जाता

है। ऐसे में शाम के समय टोमैटो मिक्स वेजिटेबल मशरूम या अन्य कोई फ्रेश सूप लेने से आपका एनर्जी लेवल बढ़ जाता है।

हम सभी जानते हैं कि वजन घटाने यानी कि मोटापा कम करने में सूप काफी फायदेमंद रहता है। यदि आप भी ऐसा चाहते हैं तो हर रोज भोजन के साथ व शाम के समय सूप जरूर पिएं।

- सूप भोजन को पचाने और पाचन क्रिया को संतुलित रखने में मदद करता है।
- अक्सर बीमार व्यक्ति को भी सूप दिया जाता है। रिसर्च द्वारा भी इस बात की जानकारी मिलती है कि सर्दी होने पर सूप पीने से काफी फायदा होता है।
- हर तरह के स्किन प्रॉब्लम में भी सूप महत्त्वपूर्ण भूमिका निभाता है। सूप में नमक और काली मिर्च के साथ थोड़ी-सी शक्कर भी डाल देनी चाहिए।
- डायबिटीज के मरीजों के लिए सूप काफी लाभकारी होता है। ब्लड प्रेशर, हार्ट पेशेंट के लिए शाम के समय लिया गया फ्रेश व न्यू डीशियल सूप उनके एनर्जी लेवल को काफी बढ़ा देता है।
- वैसे भी कई बार हम अपनी रुटीन लाइफ से बोर हो जाते हैं। रोज-रोज के भोजन से जी उकता जाता है। ऐसे में शाम के समय केवल फ्रूट्स सूप आदि ले लेने से भी पूरे दिन की विटामिन की कमी की भरपाई हो जाती है।
- सूप हमेशा पोटैशियम रिच होते हैं। यह दिनभर की थकान को दूर करने के साथ-साथ आलस और कमजोरी को भी दूर करते हैं।
- हर तरह के भोजन का लिक्विड रूप ठोस रूप की अपेक्षा कम कैलोरी वाला होता है। सूप, जूस तथा इसी तरह के अन्य लिक्विड भोजन चॉकलेट की अपेक्षा अधिक संतृप्त होते हैं। टमाटर का सूप अच्छी सेहत के लिए एक बेहतरीन विकल्प है।

❖

आंखों की ज्योति के लिये आहार

हरी पत्तेदार सब्जियां पालक का साग, पत्ता गोभी तथा हरी पत्तेदार सब्जियों में कैरोटिनॉइड पाया जाता है जो पीले रंग का पदार्थ होता है और यह मैक्युला (रेटिना का क्षेत्र जो कि सेंट्रल विजन के लिये जिम्मेदार होता है) को बचाता है।

विटामिन ए, सी, ई

विटामिन वाले आहार ऐसे फल और सब्जियां जिनमें अधिक मात्रा में विटामिन ए, सी, ई और बीटा कैरोटीन शामिल होता है, उन्हें अपनी डायट में शामिल कीजिये। इसके साथ ही आप पीले रंग की सब्जियों को अपने खाने में शामिल करें, क्योंकि पीले रंग की सब्जियां हमें दिन की रोशनी में ठीक से देखने की क्षमता देती हैं।

लहसुन और प्याज

लहसुन और प्याज में सल्फर भारी मात्रा में पाया जाता है जो कि आंखों के लिये एंटीऑक्सीडेंट पैदा करता है।

सोया मिल्क

सोया मिल्क में वसा कम और प्रोटीन अधिक होता है। इसमें महत्त्वपूर्ण फैटी एसिड, विटामिन ई और सूजन कम करने वाले तत्त्व होते हैं।

अंडा

अंडे में अमीनो एसिड, प्रोटीन, सल्फर, लैक्टिन, ल्युटिन, और विटामिन बी 2 होता है। विटामिन बी सेल के कार्य करने में महत्त्वपूर्ण होता है।

गाजर और शिमला मिर्च

हरी, लाल, पीली और नारंगी रंग की सब्जियों और फलों में अच्छा पोषण पाया जाता है और इनमें विटामिन सी तथा ए होता है, जो कि एंटीऑक्सीडेंट होते हैं। एंटीऑक्सीडेंट से आंखों की सुरक्षा होती है।

मेवे

मेवा खाने से हाई विटामिन मिलता है जो कोलेस्ट्रॉल को लो रखता है और सेलुलर मेम्बरेन में स्थिरता बनाए रखता है। साथ ही यह लीवर में से विटामिन ए को आंखों के प्रयोग के लिये इस्तेमाल करने के लिये उसे बाहर निकालता है।

डेयरी प्रोडक्ट

दूध, बटर, मलाई, चीज और पनीर आदि, में विटामिन ए की अच्छी मात्रा होती है। यदि आंखों में विटामिन ए कि कमी हो गई तो आंखों से रात के समय धुंधला दिखाई पड़ने लगेगा। इसकी कमी आपको अंधा तक बना सकती है।

मछली

मछली में ओमेगा–3 फैटी एसिड होता है जो कि छोटी–छोटी खून की नलियों को खराब होने से बचाता है। कोशिश करें कि हफ्ते में दो दिन मछली जरूर खाएं।

❖

क्या खाएं जब थायरायड सताए?

थायरायड के मरीज को इससे बचने के लिए विटामिन, प्रोटीनयुक्त और फायबरयुक्त आहार का ज्यादा मात्रा में सेवन करना चाहिए। थायरायड में ज्यादा आयोडीन वाले खाद्य पदार्थ खाने चाहिए। मछली और समुद्री मछली थायरायड के मरीज के लिए बहुत ही फायदेमंद होती है। हम आपको कुछ आहार के बारे में जानकारी दे रहे हैं जो कि थायरायड के मरीज के लिए फायदेमंद हो सकता है।

आयोडीन

थायरायड के मरीज को आयोडीनयुक्त भोजन करना चाहिए। आयोडीन थायराइड ग्रंथि के दुष्प्रभाव को कम करता है।

फल और सब्जियां

फल और सब्जियां एंटीऑक्सीडेंट्स का प्राथमिक स्रोत होती हैं जो कि शरीर को रोगों से लड़ने में सहायता प्रदान करती हैं। सब्जियों में पाया जाने वाला फायबर पाचन क्रिया को मजबूत करता है, जिससे खाना अच्छे से पचता है। हरी और पत्तेदार सब्जियां थायरायड ग्रंथि की क्रियाओं के लिए अच्छी होती हैं। हाइपरथायराइड हड्डियों को पतला और कमजोर बनाता है इसलिए हरी और पत्तेदार सब्जियों का सेवन करना चाहिए जिसमें विटामिन-डी और कैल्शियम होता है जो हड्डियों को मजबूत बनाता है। लाल और हरी मिर्च, टमाटर और ब्लूबेरी

खाने में शरीर के अंदर ज्यादा मात्रा में एंटीऑक्सीडेंट पाया जाता है। इसलिए थायरायड के रोगी को फल और हरी सब्जियों का सेवन करना चाहिए।

साबुत अनाज

आटे की तुलना में साबुत अनाज में ज्यादा मात्रा में विटामिन, मिनरल, प्रोटीन और फायबर होता है। अनाज खाने से शरीर की रोग-प्रतिरोधक क्षमता बढ़ती है। पुराना भूरा चावल, जौ, ब्रेड, पास्ता और पापकॉर्न खाना चाहिए।

दूध और दही

दूध और दही में पर्याप्त मात्रा में विटामिन, मिनरल्स, कैल्शियम और अन्य पोषक तत्त्व पाए जाते हैं। दही खाने से शरीर में रोग प्रतिरोधक क्षमता बढ़ती है। प्रोबायोटिक्स थायराइड रोगियों में गैस्ट्रो इंटेस्टाइनल को स्वस्थ बनाए रखने में मदद करता है।

टॉन्सिल में क्या खाएं, क्या नहीं?

टॉन्सिल के बढ़ने पर गरम खाना, मिर्च-मसाले के? पदार्थ, तेल, खटाई और अम्लीय पदार्थों का सेवन न करें। इसकी जगह सादी रोटी तथा हरी सब्जियां (लौकी, तरोई, परवल, टिण्डे आदि) खाएं। साबूदाना, खिचड़ी और दलिया इस रोग में बहुत लाभकारी सिद्ध हुई है। फलों में मौसमी, नींबू, अनन्नास, अमरूद, पपीता एवं चीकू लिया जा सकता है। आंवला, धनिया तथा पुदीने की चटनी बहुत फायदेमंद है। मूली, गाजर और शलजम न खाएं। इसी प्रकार घी, तेल तथा तली हुई चीजें भी टॉन्सिल में हानि पहुंचाती है।

गरम पानी और सेंधा नमक

गरम पानी में दो चुटकी सेंधा नमक डालकर अच्छी तरह मिला लें। फिर उस पानी से दिनभर में तीन-चार बार कुल्ला करें।

गाजर

गाजर के रस का छोटा गिलास दो तीन महीने तक पिएं।

पीपल

पीपल के पेड़ के हरे पत्तों का दूध एक चम्मच निकालकर गरम पानी में घोल लें। फिर इस पानी से गरारे करें।

दूध

कच्चे पपीते को दूध में मिलाकर गरारा करने से भी टॉन्सिल्स में आराम मिलता है। इसके अलावा एक कप गर्म दूध में आधा चम्मच पिसी हुई हल्दी मिलाकर पीने से भी जल्द ही टॉन्सिल्स ठीक हो जाते हैं।

फिटकिरी और अजवायन

फिटकिरी का चूर्ण तथा अजवायन का चूर्ण - दोनों को पानी में घोलकर गाढ़ा-गाढ़ा लेप गले के बाहर करें।

सिरका

मुंह की तकलीफ में सिरका बेहद लाभप्रद होता है। सेब के सिरके को गर्म पानी में मिलाकर गरारा करने से, गले का संक्रमण ठीक होता है, और टॉन्सिल्स में राहत मिलती है।

गरम पानी

गरम पानी में थोड़ी-सी चायपत्ती डालकर छान लें। फिर इस पानी से दिन में तीन बार गरारे करें।

फिटकिरी, माजूफल, शहद और पानी

लाल फिटकिरी तथा माजूफल-दोनों 10-10 ग्राम लेकर एक कप पानी में उबाल लें। जब पानी आधा कप रह जाए तो छानकर उसमें एक चम्मच शुद्ध शहद डालें। इसे रुई की फुरेरी से टॉन्सिल में लगाएं।

लहसुन

उबलते हुए पानी में कुछ लहसुन की कलियां डालकर, अच्छी तरह से उबाकर छान लें। जब यह पानी थोड़ा ठंडा हो जाए, तब गरारे कर लें। इससे गले का दर्द भी ठीक हो जाएगा, और बदबू की समस्या भी ठीक हो जाएगी।

दालचीनी और शहद

दालचीनी को पीसकर उसमें थोड़ा शहद मिला लें। फिर इसे टॉन्सिल पर लगाएं। लार नीचे टपका दें।

उबला आलू

उबला आलू आसानी से गले के नीचे उतारा जा सकता है और इसे खाने से पेट भी भर जाता है।

तुलसी और शहद

आधा चम्मच तुलसी की मंजरी को शहद में मिलाकर सुबह–शाम चाटने से टॉन्सिल सूख जाते हैं।

तुलसी और लौंग

तुलसी के चार–पांच पत्ते तथा दो लौंग पानी में डालकर उबालें। फिर छानकर इस पानी में गरारे करें।

पानी, अदरक और हल्दी

सादे पानी में अदरक का रस तथा पिसी हुई हल्दी डालकर रात को सोते समय सेवन करें।

पान, मुलहठी और लौंग

पान का पत्ता, आधा चम्मच मुलहठी का चूर्ण, दो लौंग तथा 4–5 दाने पीपरमेंट–इन सबको एक कप पानी में औटाकर काढ़ा बनाकर पिएं।

गरम चावल

उबला हुआ चावल मुलायम होता है जिसको निकलने में आसानी होती है। मसालेदार चावल खाने की बजाए हमेशा प्लेन राइस खाइये। आप चाहें तो इसमें लौंग डाल कर खा सकते हैं।

प्लेन पास्ता

उबला हुआ पास्ता गले के दर्द को ठीक करने के लिये कारगर है। इसमें चीज ना मिलाएं वरना यह गले में चिपक जाएगा और गला और भी ज्यादा दर्द करेगा।

उबली पालक

उबली और भाप में पकाई गई सब्जियों का सेवन गले के इंफेक्शन को ठीक कर सकता है। आप पालक का सूप काली मिर्च पॉउडर डाल कर पी सकते हैं।

शहद

आप चाहे तो शहद को ऐसे भी खा सकते हैं या फिर उसे काली मिर्च पॉउडर के साथ मिला कर चाट सकते हैं। इससे गले में खुजलाहट नहीं होगी और सूजन भी कम होगी।

अदरक

यह एक प्राकृतिक दवा के रूप में प्रयोग की जाती है। आप अदरक को शहद के साथ मिला कर चूस सकते हैं, इससे आपको तुरंत राहत मिलेगी। इससे सूखा कफ भी आराम से बाहर निकलता है।

इडली

प्लेन इडली हेल्दी भी होती है और साफ्ट भी। टॉन्सिल को ठीक करने के लिये आप बिना सांभर के गरम गरम इडली खा सकते हैं। सांभर में कई ऐसे मसाले मिले होते हैं जो गले के लिये नुकसानदायक हैं।

❖

ऐसे बनाएं पाचन शक्ति को मजबूत

एक साधारण व्यक्ति के रूप में हमें इतना ध्यान जरूर रखना चाहिए कि हमारा पेट बराबर काम करता रहे। इसके अलावा हम जो भी आहार ले रहे हैं वह ठीक से पच सके। इस स्थिति को समझने के लिए 32 से 40 वर्ष की आयु में हमें इस बात का पता चल जाता है कि कौन-कौन सी वस्तुएं हमारे शरीर के लिए अनुकूल हैं तथा कौन-कौन सी वस्तुएं ठीक नहीं हैं? इसके बाद अनावश्यक वस्तुएं अपने भोजन में से छांट देनी चाहिए।

पेट की पाचन शक्ति भली-भांति बनाए रखने के लिए नीचे लिखी हुई बातों का ध्यान रखना चाहिए।

1. तली हुई वस्तुओं का उपयोग कम करना चाहिये।
2. भोजन ठीक प्रकार से पका हुआ होना चाहिये।
3. भोजन गर्म-गर्म खाना चाहिए।
4. आहार के लिए आटा चोकर युक्त (चोकर न निकाला गया हो) होना चाहिये।
5. भोजन में बगैर पालिश किए हुए चावल का ही प्रयोग करना चाहिए।
6. अपने भोजन में मैदा युक्त वस्तुओं का उपयोग कम से कम करना चाहिए।

7. भोजन में दूध, दही, छाछ (चाटी की रस्सी) अधिक मात्रा में लेना चाहिए।

8. अपने भोजन में मौसम की (बगैर मौसम की नहीं) कच्ची या पकाई हुई फल-सब्जियों का अधिक प्रयोग करना चाहिये।

9. भोजन के बाद दोबारा भोजन करने के बीच कम से कम चार घंटे का अंतर होना चाहिए।

10. भोजन में सख्त भोजन और तरल (बहने वाला) भोजन दोनों को अच्छी तरह चबा-चबा कर खाना चाहिए।

11. पेट भी शरीर का एक बहुत महत्त्वपूर्ण अंग है। पेट को एक सप्ताह में एक दिन का उपवास रखकर एक या दो दिन पूर्ण आराम देना चाहिए। उपवास के समय फल का रस या गुनगुना पानी ही लेना चाहिए।

12. स्वाद मनुष्य के जीवन का एक बेजोड़ आनंद है। स्वाद की संतुष्टि के लिए कुछ भी खा सकते हैं। लेकिन खाने के समय प्रकृति के संकेतों का ध्यान रखना चाहिए।

13. प्रकृति का संकेत इस प्रकार हमें दर्शाता है कि खाते समय पहली डकार आने पर खाना बंद कर देना चाहिए। अगर दूसरी डकार आ जाये तो खाना बिल्कुल ही बंद कर देना चाहिए। क्योंकि दूसरी डकार संकेत देती है या स्पष्ट बताती है कि पेट भर गया है। इतने पर भी यदि खाना जारी रखा जाए तो वह पेट के रोगों को बुलावा देने के बराबर है। इसके अलावा मौसम के अनुसार आहार-विहार, खान-पान में जरूरत के अनुसार बदलाव करते रहना चाहिए।

14. मनुष्य जो भी आहार ले उस आहार का ठीक से पाचन हो सके इस बात को ध्यान में रखते हुए पेट की अग्नि को बराबर प्रदीप्त करना चाहिए।

15. पेट की अग्नि को प्रदीप्त करने के लिए करेला, मेथी, नीम, अदरक, काली मिर्च आदि कड़वे पदार्थों का प्रयोग तथा सूर्य स्नान कसरत आदि से पेट की मंद अग्नि प्रदीप्त रहती है। ठंडे पेय, आईस्क्रीम और ठंडे पानी से पेट की अग्नि मंद पड़ जाती है। इसके कारण पाचन शक्ति पर बोझ पड़ता है। इस बात को ध्यान में रखकर ही आहार-विहार का संतुलन स्थापित करना चाहिए।

उदर-विकार, अल्सर का उपचार

पेट के रोगों पर यदि सही समय पर ध्यान नहीं दिया जाए तो वह अल्सर का रूप ले सकता है परंतु यदि अपने आहार पर ध्यान दिया जाए तो अल्सर जैसे गंभीर रोग से मुक्त भी हुआ जा सकता है।

अल्सर अर्थात् उदर की दीवारों में घावों का तात्कालिक कारण है अत्यधिक अम्ल-स्राव। विकल्प में, जठरीय-आंत्र अस्तर में कुछ अति हो गई है और यह अम्ल के प्रति अति संवेदनशील हो गई है। एस्पिरीन, कैफीन, निकोटीन और शराब गंभीर कारक उपादन है। व्यापक रूप से स्वीकार किया जाता है कि खाने की आदतों में परिवर्तन अंतर ला सकता है। सबसे आसान बात है 2-3 मुख्य भोजन के स्थान पर 6 छोटे भोजन किए जाने चाहिए।

चिकित्सकों ने बताया है कि दूध अल्सर ठीक नहीं करता और अधिक दूध वाला आहार वास्तव में अल्सर के उपचार को रोकते हुए हालत को और खराब कर देता है। दूध पीने वाले और दही खाने वाले लोगों को अल्सर कम हो सकता है, किंतु अल्सर के रोगी दूध-दही से लाभ प्राप्त नहीं कर सकते।

अल्सर के रोगी को अम्लीय या अम्ल पैदा करने वाले आहारों से बचने का प्रयास भी पेट में अम्ल के उत्पादन को प्रोत्साहित करता है। काली मिर्च, मिर्च पॉउडर और तेज मसाले भी वही करते हैं। इनसे बचना चाहिये। बीयर, शराब, अन्य मादक पदार्थ पेयों से बचना

चाहिये। इसी प्रकार गन्ने के रस और मैदा उत्पादों से बचना चाहिये। इस स्थिति से बचने के लिए निम्नलिखित खाद्यों का परीक्षण किया जा सकता है।

बंदगोभी का रस

चिकित्सकों ने अल्सर के लिए कच्ची बंद गोभी के रस का पूरी शक्ति से निर्देश करते हैं। बंद गोभी में अल्सर-विरोधी विटामिन यू होता है। इसके अतिरिक्त रस का सल्फर, क्लोरीन, आयोडीन यौगिक आंत्र प्रदेश और अमाशय के श्लेष्मा झिल्ली की सफाई करता है। इस रस में नमक न मिलाया जाये। इस उद्देश्य के लिए बंद गोभी की बाहरी पत्तियां अधिक सशक्त होती हैं। कभी-कभी बंद गोभी का रस गाजर के रस के साथ मिलाकर लीजिये।

कच्चा हरा केला

इसे उबाल कर, सेंक कर या अन्य प्रकार से पका कर लिया जा सकता है। यह पौष्टिक, गैस्ट्रिक और ग्रहणी अल्सरों के लिए अच्छा है। यह उदर के अस्तर को हानिप्रद रसों से सुरक्षा के रूप में गाढ़ा बनाता है। यह अमाशय अस्तर पर जैविक परिवर्तन आरोपित करता है और उदर के व्राणित भागों की कोशिकाओं को भरता है।

भिंडी

शोधकर्ताओं ने पुष्टि की है कि चूर्ण की हुई सूखी भिंडियां शीघ्रता से दर्द से राहत देती हैं और पेप्टिक और गैस्ट्रिक अल्सर ठीक करती हैं। उनका चूर्ण उदर में संवेदनशील सतहों की सुरक्षा करता है।

पालक का रस

खीरा, एवोकैडो, शीरा और किण्वित की खमीर भी अल्सर के लिए अच्छे हैं।

शहद

अमाशय और आंतर अल्सर के लिए अच्छा है।

ब्राउन चावल

ब्राउन चावल के पॉउडर को पानी में उबालने से जो चावल का पानी प्राप्त होता है वह एक अच्छा शामक है और अल्सर के लिए अच्छा है।

कमोवेश यही आहार हृदय के छालों के लिए भी प्रभावी होता है।

❖

दस्त में क्या खाएं, क्या नहीं खाएं?

गर्मियों में खान-पान में थोड़ी सी भी लापरवाही बरतने से दस्त की समस्या उत्पन्न हो जाती है, ऐसे में क्या खाएं तथा क्या न खाएं, इसकी चिंता सताने लगती है, क्योंकि खान-पान में थोड़ी सी भी लापरवाही बहुत ही घातक होती है।

क्या खाएं?

1. **दही चावल**- दही चावल का सेवन दस्त की समस्या को दूर करने के लिए बहुत उपयोगी होता है, लेकिन इस बात का भी ध्यान रखें कि उसमें किसी भी प्रकार के मिर्च मसाले का उपयोग न किया गया हो। चाहें तो सिर्फ दही भी खा सकते हैं।

2. **केला**- केले की तासीर ठंडी होती है। इसके सेवन से न सिर्फ दस्त बंद होती है बल्कि यह शरीर को भी बहुत आराम पहुंचाता है तथा पेट की जलन को भी दूर करता है।

3. **फटा दूध**- यह सुनने में आपको अटपटा जरूर लगेगा लेकिन फटा दूध दस्त रोकने में बहुत उपयोगी होता है। ताजा दूध लेकर उसमें एक चम्मच चीनी मिलाएं उसके बाद उसमें एक नींबू निचोड़ कर पी लें दस्त से फौरन आराम मिलेगा।

4. **छोटी इलायची**– छोटी इलायची न केवल चाय व खाने की खुशबू बढ़ाती है बल्कि इसका काढ़ा पीने से दस्त से भी छुटकारा मिलता है काढ़ा बनाने के लिए एक सेर पानी में चार छोटी इलायची को डालकर उबालें। जब पानी तीन कप रह जाए तो ठंडा होने के बाद हर चार घंटे के अंतराल पर एक कप पानी पीलें। आठ घंटे में फायदा नजर आने लगेगा।

हल्का व सुपाच्य भोजन

दस्त होने पर सदैव खिचड़ी, दलिया जैसा हल्का भोजन करना ही उत्तम होता है।

पानी

दस्त होने पर सदैव इस बात का ध्यान रखें कि लगातार पानी पीते रहें तथा सामान्य पानी के साथ-साथ नमक व चीनी मिले हुए पानी का घोल भी लेते रहें, यह शरीर से पानी की कमी होने से बचाता है या फिर एलेक्ट्रॉल का घोल भी पी सकते हैं।

बेल का फल

अधपका बेल का फल पेचिश के लिए एक पूर्ण और विश्वसनीय औषधि है। गूदा एक चम्मच से निकाल कर खाया जा सकता है। यह गूदा सुखाकर, चूर्ण बनाकर, जब बेल का मौसम न हो, प्रयोग में लाया जा सकता है।

दही का पानी और मट्ठा

पनीर अलग करने के बाद दूध का जो पानी वाला हिस्सा बचा रहता है, वह पेचिश के उपचार में लाभदायक है। मट्ठा भी सहायक होता है। लैक्टिक एसिड की उपस्थिति में पेचिश और अतिसार के कीटाणु बढ़ नहीं सकते।

लहसुन

आंत्र-संदूषण का सामना करने में मदद करता है। इसे कच्चा खाना चाहिये। यह शामक है, सफाई करता है और सूजन तथा जलन कम करता है।

अनार का छिलका

अनार का छिलका महीन पीस लिया जाये, इसका जोशांदा अतिसार के लिए अच्छा है। अनार का फल भी लाभप्रद है।

चावल

चावल भी पेचिश में लाभप्रद है यदि उसे मीठे फल या दही के साथ लिया जाए।

पिसा हुआ जीरा

पिसा हुआ जीरा भी दही के साथ इन बीमारियों के लिए अच्छा है।

पपीते की पत्तियां

पपीते की पत्तियों में एक तत्त्व कार्पिन होता है जो पेचिश के संदूषण के विरुद्ध लाभदायक है। इन पत्तियों की चाय इस रोग में सहायक होती है।

जिन बच्चों में लगातार अतिसार रहता है उनमें विटामिन ए की कमी प्रायः रहती है। अतः ऐसे बच्चों को विटामिन ए देना वांछनीय है।

क्या न खाएं?

- दस्त में किसी भी प्रकार के तले, भुने व गरिष्ट भोजन के सेवन से परहेज करें। इसके साथ ही इस बात का भी ध्यान रखें कि जो भी खाना आप खाने वाले हैं वो दूषित न हो, क्योंकि दूषित भोजन भी दस्त का एक प्रमुख कारण होता है।
- दही के अतिरिक्त किसी भी अन्य प्रकार के डेयरी उत्पाद का सेवन न करें।
- पिज्जा, बर्गर व अन्य किसी भी प्रकार का फास्ट फूड या संरक्षित फूड दस्त को और बढ़ा सकता है। इसके एल्कोहल या कोक, सोडा, चाय, काफी का सेवन भी दस्त के रोगी के लिए बहुत घातक होता है।
- किसी भी प्रकार के भारी अनाज या सब्जियों के सेवन से दस्त की समस्या बढ़ सकती है तथा दस्त के रोगी को मांसाहार से बिलकुल दूर रहना चाहिए।

❖

कब्ज को करें अलविदा

घर-घर होने वाला रोग 'कब्ज' एक आम रोग अवश्य है परंतु इसका असर पूरे शरीर पर पड़ता है। इसकी जरा सी तकलीफ मनुष्य को बेचैन कर देती है ऐसे में कैसा हो आहार कि कब्ज में राहत मिले? आइए जानते हैं।

यद्यपि उपचार, कारणों, मामले की गंभीरता तथा समयावधि आदि पर निर्भर करता है, लेकिन आहार संबंधी एवं जीवनशैली संबंधी परिवर्तन कब्ज के बहुत से लक्षणों को कम करते हैं तथा राहत देते हैं।

आहार

फायबर युक्त आहार (20 से 35 ग्राम प्रतिदिन) मुलायम, अधिक मात्रा में मल बनाने में सहायक होता है। एक डाइटीशियन या एक डॉक्टर आपको आहार नियोजित करने में मदद कर सकता है। उच्च फायबर युक्त खाद्य पदार्थों में बीन्स, पूर्ण अनाज, खाद्यान्न की भूसी, ताजे फल, सब्जियों जैसे कि अंकुरित आहार, गोभी, गाजर, ब्रूसेल्स, एस्पारगस सम्मिलित हैं। उन लोगों में जिनमें कब्ज की संभावना अधिक होती है उनके द्वारा उन खाद्य पदार्थों जिनमें फायबर कम या नहीं के बराबर होता है, जैसे- आइसक्रीम, पनीर, मांस गरिष्ठ भोजन आदि से बचना चाहिए।

जीवनशैली में परिवर्तन

अन्य परिवर्तन जो कि कब्ज से बचने एवं उपचार में सहायक हैं, वे हैं पर्याप्त मात्रा में पानी तथा अन्य द्रव्य जैसे कि फल एवं सब्जियों का जूस तथा साफ सूप पीना चाहिए, रोजाना व्यायाम करना तथा इसके अलावा शौच की इच्छा को दबाना नहीं चाहिए।

फाइबर युक्त भोजन के अच्छे स्रोत

फायबर के महत्त्वपूर्ण भोजन स्रोत हैं- पच जाने वाले गेहूं की भूसी, पूर्ण अनाज जैसे गेहूं, चावल, बाजरा, राई, ज्वार, जड़ एवं तने जैसे मूली, शलगम, चुकंदर तथा मीठा आलू, फल में आम तथा अमरूद तथा हरी पत्तेदार सब्जियों में गोभी आदि। वे भोजन जो पूरी तरह फायबर रहित हैं वे हैं, मांस, मछली, अंडे, दूध, चीज, वसा तथा शर्करा। भूसी जो कि अनाज का सबसे बाहरी हिस्सा होता है, वह आहार फायबर का सबसे अच्छा स्रोत है तथा इसमें कई तरह के फायबर होते हैं जैसे सेल्यूलोज जोकि कब्ज दूर करने में लाभदायक है। प्रयोगों से पता चला है कि गेहूं की भूसी कोलेस्ट्रॉल स्तर को काफी कम कर सकती है। अनाज की भूसी और भी उपयोगी मानी जाती है। यह कब्ज कम करती तथा कोलेस्ट्रॉल को भी घटाती है, जो कि घातक प्रकारों में से एक है। फायबर युक्त होने के अलावा, भूसी का एक वास्तविक भोज्य महत्त्व है, क्योंकि इसमें लोहा, विटामिन तथा पर्याप्त मात्रा में प्रोटीन होता है। लेग्यूम में भी काफी अधिक फायबर होता है। इस फायबर का बड़ा भाग पानी में घुलनशील होता है जोकि फायबर की कोलेस्ट्रॉल मात्रा कम करने वाला बनाता है। इसके अलावा सोयाबीन भी ग्लूकोज स्तर को नियंत्रित करता है।

सब्जियों एवं फल में जिस प्रकार का फायबर होता है वह अच्छे स्वास्थ्य में सहयोग देते हैं। वे सब्जियां जिनमें अधिकतम फायबर रेटिंग है वे हैं- भुट्टे, गाजर, मटर तथा वे जिनमें अधिकतम फायबर रेटिंग वाले फलों में रसभरी, लीची, अमरूद व अनन्नास सम्मिलित हैं।

फायबर युक्त भोजन में प्रति 100 ग्राम फायबर की मात्रा

रागी 3.6 ग्रा., चावल का आटा 4.3 ग्रा., जई का आटा 3.5 ग्रा., मूंग दाल साबूत 4.1 ग्रा., मोठ 4.5, चौलाई का साग 6.1 ग्रा., अमरूद 5.2 ग्रा.।

कब्ज में लाभदायक रस

- सेब और चुकन्दर का रस पीते रहने या सेब व चुकन्दर खाते रहने से कब्ज दूर रहता है।
- दो चम्मच नींबू का रस, सुबह शौच के बाद, पुनः शाम को 250 मि.ली. पानी के साथ पीने से कब्ज दूर होता है।

- तुलसी के पत्तों का रस, शहद, अदरक का रस और प्याज का रस समान मात्रा में लेकर चाटने से आंतों में जमा हुआ मल ढीला होकर निकल जाता है।
- नींबू का रस और शक्कर प्रत्येक 12 ग्राम एक गिलास पानी में मिलाकर रात को पीने से कुछ ही दिनों में पुरानी कब्ज दूर हो जाती है।
- कब्ज अधिक परेशान करे तो नाशपाती का एक कप रस रोज पीते रहें इससे भी कब्ज से जल्दी छुटकारा मिलता है।
- संतरा दो नग लेकर सुबह उसका रस निकाल लें। उसमें थोड़ा पानी मिलाकर पी जाएं। ऐसे में स्वत: कब्ज में आराम मालूम पड़ने लगेगा।
- आड़ू का रस 1/2 प्याला नित्य पीते रहने से भी कब्ज से छुटकारा मिलता है।
- पत्ते वाली सब्जियों जैसे पालक, सोया, मेथी,पोयी, कुल्फा, चौलाई, पत्ता गोभी, शलगम, फूलगोभी, मूली व चुकंदर की हरी ताजी पत्तियों का किसी-न-किसी रूप में सेवन अवश्य करें। इनका तथा गाजर, टमाटर का झोल (रसा) भी पिएं।

कब्ज में लाभदायक फल

- पपीता और अमरूद तो स्वयं ही कब्ज की औषधियां हैं। इनका नियमित प्रयोग करते रहने से कब्ज होने का प्रश्न ही नहीं पैदा होता। इनके पके फलों का सेवन स्वाद के साथ बराबर करते रहें, कब्ज में आराम होगा।
- अमरूद खाने से आंतों में तरावट आती है और कब्ज दूर होती है। इसे रोटी खाने से पहले खाना चाहिए क्योंकि रोटी खाने के बाद यह कब्ज करता है। इसे सेंधा नमक के साथ खाने से पाचन शक्ति में सुधार होता है।
- भूखे पेट सेब खाने से कब्ज दूर होता है। सेब का छिलका दस्तावर होता है। अत: कब्ज वालों को सेब छिलका सहित खाना चाहिए। खाना खाने के बाद सेब खाने से कब्ज हो जाता है। अत: कब्ज वालों को खाना खाने के बाद सेब नहीं खाना चाहिए।
- बब्बूगोशा का एक या दो फल खाते रहने से कब्ज दूर रहती है।

ताजे फल व ताजी सब्जियां सलाद के रूप में या कच्ची दशा में तथा पकाकर भी प्रयोग करें।

कब्ज में क्या न खाएं?

1. तंबाकू (जर्दा, खैनी, बीड़ी, सिगरेट एवं सिगार के रूप में)।
2. कॉफी, चाय, चॉकलेट, कहवा, कोकाकोला आदि।
3. नमक का अधिक प्रयोग किंतु नमक न लेना सर्वोत्तम है।
4. मद्यसार का प्रयोग।
5. हानिप्रद गरम मसाले।
6. परिष्कृत सफेद चीनी, सफेद मैदा एवं वनस्पति घी और इससे बनाए गए समस्त खाद्य-पावरोटी, बिस्कुट, पूड़ी, मिठाई, नमकीन एवं आइसक्रीम आदि।
7. सभी प्रक्रियागत (Processed) परिष्कृत, टीनबंद, परिरक्षित एवं फैक्टरी में बनाए गए खाद्य।
8. सभी बासी एवं दुर्गन्धित खाद्य।
9. सभी रासायनिक औषधियां। संभव हो तो बिल्कुल नहीं वरना केवल आपत्तिकाल में ही लेनी चाहिए।
10. मकान, बाग एवं खेत के सभी जहरीले छिड़काव युक्त खाद्य। न खाने योग्य पदार्थों में अंडा, मांस, मछली, तले-भुने पदार्थ, पान मसाला, पॉलिश किया हुआ चावल, मिर्च-मसाले, अचार आदि भी शामिल हैं।

परहेज

कब्ज से निजात पाने के लिए आवश्यक है हम अपनी जीह्वा यानी जीभ पर नियंत्रण रखें। कब्ज पनपता ही हमारे गलत खान-पान की वजह से है। इसके लिए आवश्यक है हम अपने खान-पान में कुछ चीजों का परहेज करें।

1. फल- चीकू, केला, सेब, अंगूर, शरीफा, लीची।
2. सब्जियां- अरबी, भिंडी, कचालू, रतालू, बैंगन, जिमीकंद, चुकंदर।
3. दालें- राजमा, सफेद छोले, साबुत उड़द, चने, सोयाबीन, लोबिया (खास तौर पर रात के वक्त इन्हें खाने से परहेज करें)।
4. जूस के बजाय साबुत फल खाएं।

5. पनीर, मक्खन, मलाई वाला दूध व घी से बचें। पनीर को पालक के साथ खा सकते हैं।

6. फास्ट-फूड, जंक फूड और मैदे आदि से बनी चीजों से परहेज करें।

7. लाइफ स्टाइल में सुधार लाएं दवाओं पर निर्भर न रहें।

याद रखने योग्य बातें

1. मल त्याग की इच्छा को दबाएं नहीं। जब भी नेचर कॉल है, आपको इसे रोकना नहीं चाहिए।

2. सुबह- सुबह दो गिलास पानी पीकर गैस्ट्रोकोलिक रिफ्लैक्स को स्थापित करें। भरा हुआ पेट आंतों में गतिविधि पैदा करता है। इसलिए सुबह उठकर पानी पीने से गैस्टोकोलिक रिफ्लैक्स मल साफ करने में सहायक होता है।

3. अपनी सामान्य प्यास से बढ़कर 6-8 ग्लास पानी पिएं। यह मल सख्त होने से बचाता है।

4. उच्च फायबर वाले व्यंजनों (पूर्ण अनाज तथा दालें, अंकुरित खाद्यान्न, पत्तेदार सब्जियां, पालक, मूली, खीरा, सलाद, टमाटर, फल, अंजीर, पपीता, मुनक्का, संतरा, केला, अमरूद) को भोजन में सम्मिलत करें। उच्च फायबर वाले भोजन मल को सही मात्रा में तथा मुलायम बनाते हैं।

5. कभी-कभी मल को मुलायम बनाने के लिए इनेमा (वस्ती) भी ली जा सकती है। यह अत्यधिक कब्ज वाले लोगों के लिए सहायक है, जिनमें गंभीर कब्ज हो जाता है। हालांकि, इसे अपनी आदत नहीं बनाना चाहिए।

6. प्रतिदिन पर्याप्त शारीरिक व्यायाम आंतों की गतिविधि को नियमित करने के लिए आवश्यक है। व्यायाम किसी भी रूप में ठीक होता है। चलने-फिरने से शुरुआत करें, इसके बाद आप कुछ खास योग व्यायाम जैसे अग्निसार आदि कर सकते हैं।

7. ईसबगोल, यह एक भूसी है। एक कप गर्म पानी के साथ इसे तीन चम्मच रात में लें। यह पेट साफ करने की एक सुरक्षित दवा है।

8. कभी-कभी व्रत रखें तथा पर्याप्त फल खाएं। जंक फूड अनियमित मल त्याग का एक महत्त्वपूर्ण कारण है। इसलिए ऐसा करने से पेट की सफाई हो जाती है।

9. पेट में हल्की गर्मी मल त्याग की प्रक्रिया को उत्तेजित करती है।

10. भारतीय टॉयलेट, पेट पर दबाव डालते हैं। भारतीय टॉयलेट का प्रयोग ही वांछनीय है।

11. हल्के गुनगुने पानी में शहद व नींबू मिलाकर पिएं।

12. भीगे हुए मेथी के बीज को रात भर पानी में भिगोएं तथा सुबह इसी पानी के साथ ही इसे चबा लें।

13. उदर की मसाज भी बोवल को उत्तेजित करती है।

14. त्रिफला, आंवला, हरड़ तथा बड़ी हरड़ को मिलाकर रात में हल्के गर्म पानी के साथ लें।

❖

वायुविकार से बचने के कुछ खास उपाय

वायुविकार रोग नहीं, रोग का एक लक्षण मात्र है। इसका मूल कारण हमारी आदतों में छिपा हुआ है लेकिन खान-पान में निम्नलिखित सावधानियों द्वारा वायुविकार से बचा जा सकता है।

आजकल पेट में वायुविकार एक प्रचलित रोग बन गया है, जिसे देखिए वही वायुविकार से ग्रस्त है। पेट में गैस बनती है, कभी सिर में चढ़ जाती है, कभी हृदय पर दबाव डालती है, कभी जोड़ों में फंसकर उन्हें पीड़ाग्रस्त कर देती है तो कभी आंतों में फंसकर उनके कार्य में बाधा पहुंचाने लगती है। इसके लिए लोग अनेक चिकित्साएं आजमाते हैं पर 'मर्ज बढ़ता गया ज्यों-ज्यों दवा की' तर्ज पर घूम-फिर कर फिर वहीं लौट जाते हैं। कभी गोली से, कभी कैप्सूल, कभी टॉनिक तो कभी इंजेक्शन, कभी भस्म तो कभी काढ़ा... सबके सब इस वायुविकार से निपटने में अपने को असमर्थ पाते हैं।

पेट में या आंतों में वायु या अन्य गैसों का एकत्र हो जाना ही वायुफुल्लता है। बार-बार होने वाली यह वायुफुल्लता ही अंत में वायुविकार को जन्म देती है। यह स्वयं रोग नहीं है, पर इसकी वजह से पेट में हुई बेचैनी और घबराहट हो सकती है। दरअसल वायुविकार होने का मतलब है अपच और कब्ज का एक लंबा इतिहास। धीरे-धीरे पाचन कार्य से संबंधित अंग कमजोर पड़ने लगते हैं। उनको सहारा देने वाली और अपने स्थान पर बनाए रखने वाली

मांसपेशियां भी शिथिल पड़ जाती हैं और इन सबका कारण होता है लंबे समय से चल रही खाने-पीने की गलतियां, गरिष्ठ भोजन करना, समय-कुसमय अखाद्य पदार्थों को खाना, अति भोजन करना, बेमेल चीजें खाना और व्यायाम से जी चुराना इत्यादि लेकिन खान-पान में निम्नलिखित सावधानियों द्वारा वायुविकार से बचा जा सकता है-

- भूख लगने पर ही भोजन करें। प्राय: हम जल्दी-जल्दी और बिना भूख के भोजन लेते हैं। परिणामस्वरूप पेट में पुराना भोजन पड़ा रहता है तथा ऊपर से नया भोजन और आ जाता है। यदि हम अपनी इस आदत को नियंत्रित कर लें तो वायुविकार की समस्या 50 प्रतिशत समाप्त हो जाएगी।
- मुलायम भोजन न करके ऐसा भोजन करें जिसे चबाना जरूरी हो। भोजन को धीरे-धीरे खूब चबाकर खाएं जब तक कि ठोस भोजन मुंह में तरल रूप में न बदल जाए।
- गरम खाद्य पदार्थों तथा उत्तेजक पदार्थों जैसे- लाल मिर्च, गरम मसाले, काली मिर्च तथा लौंग आदि का प्रयोग न करें। धनिया, जीरा, मेथी तथा अजवायन का प्रयोग किया जा सकता है। धनिया की पत्तियों, पुदीना, अदरक तथा मीठे नीम की पत्तियों का भी प्रयोग कर सकते हैं।
- तले, भुने खाद्य पदार्थों से बचें।
- सप्ताह में एक दिन एक समय भोजन न करने की आदत डालें। पेट को इतना आराम देना ही आवश्यक है।
- भोजन के साथ पानी न पिएं। पेट के खाली होने तक पानी नहीं पीना चाहिए। उसके बाद आप इच्छानुसार पानी पी सकते हैं। पानी को भी एक साथ न पीकर धीरे-धीरे एक-एक घूंट करके पीना चाहिए। एक बार में ही सारा पानी न पिएं।

जब वजन सताए तब क्या खाएं?

आज हर आदमी स्वस्थ और निरोगी रहना चाहता है। परन्तु मोटापा उसके इस स्वस्थ रहने के सपने को ध्वस्त कर देता है और आदमी को अनेकों असाध्य रोगों का गढ़ बना देता है मोटापा घटाने के कुछ उपाय आइए जानें।

वर्तमान समय में जहां एक तरफ मोटापा एक ऐसी समस्या बन गया है जिससे लोग जल्द से जल्द छुटकारा पाना चाहते हैं क्योंकि यह कई रोगों का कारण बनता है, तो वहीं दूसरी ओर कुछ लोग आवश्यकता से अधिक पतले होते हैं तथा वो अपना वजन बढ़ाना चाहते हैं परंतु कई कोशिशों के बाद भी असफल रहते हैं ऐसे में क्या खाएं यह भी एक चिंता का विषय होता है।

वजन घटाने के लिए क्या करें?

1. खाना खाने से पहले प्लेट भरकर सलाद अवश्य खाएं। पूरा सलाद खाने के बाद ही भोजन शुरू करें। इससे आपका पेट लो कैलोरी, एंटी ऑक्सीडेंट तथा विटामिन से भरा-भरा हो जाएगा और वजन घटाने में आसानी होगी।
2. खाने से पहले सूप जरूर लें। यह लो कैलोरी फूड आपकी भूख शांत कर देगा और आप ज्यादा अनाज खाने से बच जाएंगे।

3. सारा भोजन तेल के बिना पकाएं। यदि आप बिना तेल के तलने या तड़का लगाने की 'साओल विधि' जानते हैं तो यह काम और भी आसान हो जाएगा। जीरो ऑयल पर लिखी गई पुस्तकों तथा इससे संबंधित पुस्तकों की मदद से यह विधि सीख लें।

4. नाश्ते के दौरान एक प्लेट भर कर फल अवश्य खाएं। आप तरबूज, पपीता, सेब तथा संतरा खा सकते हैं। परन्तु उच्च कैलोरी युक्त फल जैसे सेब, केला, चीकू तथा अंगूर न खाएं। यदि आप इन फलों के बेहद शौकीन हैं तो एकाध टुकड़े से स्वाद ले सकते हैं।

5. दोपहर या रात के भोजन में केवल एक ही चपाती लें। यदि आपको बहुत भूख लगी हो तो कभी-कभी दूसरी चपाती ले सकते हैं। अगर फिर भी पेट न भरे तो सलाद व फल खाएं।

6. खाना खाने के दस-पन्द्रह मिनट पहले एक गिलास पानी पी लें, इससे पेट भरा-भरा महसूस होगा।

7. रात के भोजन में आप एक प्लेट उबली सब्जियां या सूप ले सकते हैं इनमें गोभी, बीन्स, गाजर या मूली शामिल कर सकते हैं। स्वाद के लिए चटनी या सॉस मिला लें।

8. रात को भी आप अपनी इच्छानुसार रोटी खा सकते हैं परन्तु मात्रा कम होनी चाहिए। पेट को 60 प्रतिशत तक भर लें और थोड़ा पानी पिएं। इसके बाद भी पेट में थोड़ी जगह बचनी चाहिए। अगर इसके बाद भी रात को भूख लगे तो उबली सब्जियां या सलाद ले सकते हैं।

9. जब भी आपको नाश्ते या भोजन के दौरान भूख लगे तो कोई फल खा लें। इसकी कोई मनाही नहीं है।

10. जो भी सलाद खाएं, वह अच्छी तरह टुकड़ों में कटा हुआ, सजा हुआ होना चाहिए। इससे सलाद स्वादिष्ट लगता है।

11. शाम के नाश्ते में भी कटे फल ले सकते हैं। आप प्याज, खीरा, आलू व मसालों के साथ पॉपकार्न या फ्राइड राइस भी खा सकते हैं।

12. दोपहर या रात के खाने के बाद कुछ मीठा खाने की इच्छा हो तो कटे हुए फल ले सकते हैं। जीरो ऑयल मिठाइयों में पेठा या गुड़ खा सकते हैं।

13. अनाज में अधिक कैलोरी होती है इसलिए इनकी अधिक मात्रा न लें। आप इन्हें हरी पत्तेदार सब्जियों के साथ ले सकते हैं। जैसे अगर आप चपाती लेना चाहें तो उसमें गाजर, मूली, पत्तागोभी या फूलगोभी की भरावन डाल सकते हैं। पत्तेदार सब्जियां भी चपाती में डाल सकते हैं। चावलों में आप उबली सब्जियां या मटर डाल सकते हैं।

14. दालें हमेशा सब्जियां मिलाकर पकाएं। इससे आप दालों में कैलोरी की मात्रा घटा सकते हैं।

15. जब भी भूख लगे तो मौसमी, अनार, तरबूज व संतरे का ताजा जूस पिएं। इनकी लो कैलोरी से आपको कोई नुकसान नहीं होगा।

16. अपनी चपातियों में आप गेहूं की भूसी या चोकर मिला सकते हैं। गेहूं तथा उसकी भूसी का अनुपात 75:25 होना चाहिए।

17. बिस्किट खाने की इच्छा हो तो 1–2 मैरी बिस्किट ही खाएं, क्योंकि इनमें कैलोरी की बहुत कम मात्रा होती है।

18. आपको याद रखना होगा कि चीनी कैलोरी का अच्छा स्रोत है। इसकी जगह कृत्रिम मिठास जैसे स्वीटेक्स, ईक्वल या शूगर फ्री आदि ले सकते हैं। एक चाय में एक चम्मच चीनी से आपको 20 प्रतिशत अतिरिक्त कैलोरी मिलती है।

19. दूध या गाय के दूध की जगह स्किम्ड या वसा रहित दूध लें। इससे भी कैलोरी घटेगी। स्किम्ड मिल्क से बने दुग्ध पदार्थों को ही आपको खाना चाहिए।

20. खाने के साथ स्किम्ड मिल्क की दही का रायता खाएं। स्वाद के लिए थोड़ा नमक मिला सकते हैं। यह भी लो कैलोरी फूड है।

21. प्रतिदिन अंकुरित अनाज खाएं। इसमें छोटे टुकड़ों में कटा सलाद भी मिला सकते हैं। थोड़ा स्वाद बढ़ाने के लिए कुछ मसाले तथा नींबू का रस मिलाएं।

22. किसी भी पार्टी में सबसे पहले कुछ फल, सब्जियां व सूप लें। खाना खाते समय सादी चपाती, कम तेल में बनी सब्जी और थोड़ा रायता लें, आईसक्रीम और मिठाइयों से दूर ही रहें।

23. यदि किसी छोटे टूर पर जा रहे हैं तो बिना तेल की सब्जी, चपाती व फल घर से ही ले जाएं।

24. वजन घटाना हो तो चहलकदमी एक अच्छा उपाय है। प्रतिदिन कम से कम आधा घंटा तेजी से चहलकदमी करें।

25. अगर आप ठंडे पेय पदार्थ (कोल्ड ड्रिंक) के दीवाने हैं तो डाईट कोक या पेप्सी पी सकते हैं, क्योंकि यह कैलोरी रहित ड्रिंक है।

26. अगर पनीर खाने का मन हो तो इसे घर पर स्किम्ड या डबल टोंड दूध से बनाएं। साधारण पनीर में कैलोरी की अधिक मात्रा होती है।

27. आप बिना तेल के सभी दक्षिण भारतीय (साउथ इंडियन) व्यंजन बना सकते हैं। अनाज से बने कुछ व्यंजनों में ज्यादा कैलोरी होती है, उन्हें न खाएं।

28. प्रतिदिन सुबह एक कप लौकी का रस पिएं। इसे बनाने के लिए लगभग आधा किलो सब्जी (घिया) मिक्सी में चला लें। मिश्रण को छानकर कच्चा ही पिएं। इससे आपको वजन घटाने में मदद मिलेगी।

29. यदि खाना खाने से कुछ समय पूर्व थोड़ी-सी भुनी हुई मूंगफली बिना चीनी की चाय अथवा कॉफी से ली जाए तो भूख जल्दी शांत हो जाती है और व्यक्ति कम भोजन करता है। इस प्रकार शरीर का वजन धीरे-धीरे कम होने लगता है।

30. ब्राउन ब्रेड का सेवन करें।

31. एल्कोहल से परहेज करें।

32. फलों का सेवन छिलके के साथ करें।

33. अंकुरित दानों का सेवन करें।

34. जीवित रहने के लिए खाएं और खाने के लिए न जीएं।

35. अगर आप व्रत रखना चाहें तो फल व जूस अवश्य लें। सप्ताह में एक दिन ऐसा व्रत रखने से आपका काफी वजन घटेगा।

36. अपने आपको काम में उलझाएं रखेंगे तो भोजन की तरफ ध्यान नहीं जाएगा। अगर आप खाली बैठे रहेंगे तो ज्यादा भूख लगेगी।

प्रात: काल का नाश्ता

अब हम नीचे एक तालिका दे रहे हैं जो मोटापा घटाने में आपकी पूरी सहायता करेगी:-

चाय- एक कप जिसमें सपरेटा दूध दो चम्मच तथा एक चम्मच चीनी या एक गोली कैफीन की।

नाश्ता- एक स्लाइस या दो नमकीन बिस्कुट। यदि चाय से पहले गुनगुने पानी में एक नींबू पी लें तो और बेहतर है।

दोपहर का खाना

- सब्जियों का सूप-जितनी इच्छा हो ले लें।
- पतली दाल-एक दो कटोरी।

- गाजर, मूली, टमाटर, खीरा आदि का सलाद एक प्लेट, जिसमें काली मिर्च नमक तथा इच्छानुसार नींबू निचोड़ लें।
- रोटियां केवल दो।
- कद्दू, घीया, तोरई आदि की सब्जी, एक कटोरी फिरनी, मट्ठा आदि इच्छानुसार एक प्लेट या एक गिलास।

शाम का नाश्ता

- चाय एक कप जिसमें दो चम्मच सपरेटा दूध तथा एक गोली कैफीन या एक चम्मच चीनी।
- एक-दो नमकीन बिस्कुट या चाय से पहले पपीता, अमरूद, संतरा आदि कोई फल 150 ग्राम।

रात का खाना

- टमाटर का सूप, एक कप।
- सपरेटा दूध या दही, एक कटोरा।
- गाजर, टमाटर, ककड़ी, खीरा आदि का सलाद, एक प्लेट।
- पतली दाल एक कटोरी।
- रोटियां केवल दो।
- सन्तरा, माल्टा या मौसमी-एक।

सोने के पहले

- सोने के पहले यदि आवश्यक समझें तो एक गिलास सपरेटा दूध जिसमें दो चम्मच चीनी हो।

वजन घटाने के लिए क्या न करें

1. भोजन पकाते समय कोई भी तेल इस्तेमाल न करें।
2. अपनी रोटी घी से चुपड़ कर न खाएं। हर एक चम्मच घी या तेल से 50 कैलोरी मिलती है जो आपका वजन घटने नहीं देगी।

3. भोजन में घी युक्त परांठे या पूरी न लें। इनमें वसा तथा कैलोरी की भरपूर मात्रा होती है।

4. किसी भी भोजन में दो से ज्यादा चपाती न लें। एक सूखी चपाती में करीब सौ कैलोरी होती है।

5. उच्च कैलोरी युक्त पास्ता न खाएं।

6. मैदे से बने व्यंजनों से परहेज करें। यदि ऐसा भोजन लेना ही पड़े तो ज्यादा से ज्यादा सलाद व सब्जियां शामिल करें।

7. ब्रेड, टोस्ट या सैंडविच भी ज्यादा न लें। अगर आप एक ही लेते हैं तो ज्यादा लेने का लालच न करें और इन पर मक्खन या चीज भी न लगाएं। हरी चटनी से स्वाद बढ़ा सकते हैं।

8. भोजन में किसी भी रूप में मक्खन का इस्तेमाल न करें। लगभग 10 ग्राम मक्खन में 90 कैलोरी होती है।

9. किसी भी तरल पेय या जूस में चीनी न मिलाएं इससे कैलोरी की मात्रा बढ़ जाएगी।

10. वसायुक्त मेयोनीज या क्रीम से सलाद की सजावट न करें।

11. आपको तले हुए समोसे, कचौड़ी खाने में नहीं लेने चाहिए। इसकी जगह फल या जूस ले सकते हैं।

12. अपने सूप में क्रीम या मक्खन न मिलाएं।

13. पिज्जा भी हाई कैलोरी फूड है। इसे न खाएं। यदि ज्यादा मन करे तो चीज के बिना एक टुकड़ा ले सकते हैं।

14. हाई कैलोरी युक्त कोल्ड ड्रिंक से दूर रहने में ही भलाई है।

15. कंडेंस्ड मिल्क भी आपके लिए नुकसानदायक है।

16. काजू, अखरोट, बादाम आदि सूखे मेवों से परहेज करें। इनमें पाई जाने वाली वसा आपका वजन बढ़ा सकती है। इनसे बने खाद्य पदार्थ भी आपको खाने में नहीं लेने चाहिए।

17. नारियल से बना कोई खाद्य पदार्थ भोजन में शामिल न करें।

18. गुलाब जामुन, हलवा, लड्डू, गुजिया, जलेबी, पेड़ा व बूंदी आदि तेलयुक्त मिठाइयों के सेवन से बचें।

19. केक और पेस्ट्री तो भूलकर भी न खाएं। अगर आप मिठाई के बेहद शौकीन हैं तो जीरो ऑयल मिठाई खाएं।

20. अगर आइसक्रीम खाने का मन करे तो पूरा खाने की बजाय किसी दूसरे के कप से एक चम्मच खा लें, क्योंकि आपके लिए इससे ज्यादा आइसक्रीम नुकसान पहुंचा सकती है।

21. खोए से बनी मिठाइयां भी न खाएं। इनमें कैलोरी भी बहुत ज्यादा मात्रा में होती है और पेट भी नहीं भरता।

22. वजन घटाना है तो चॉकलेट और मिल्क चॉकलेट को दूर से ही नकार दें।

23. ऐसे रिश्तेदारों या मित्रों के इसरार के आगे कभी न झुकें जो आपको मिठाई या हाई कैलोरी फूड खिलाना चाहें। उन्हें प्यार से मना कर दें और सूप या सलाद ले लें। अगर वे जिद पर अड़ जाए तो उन्हें संतुष्ट करने के लिए थोड़ा सा ले सकते हैं।

24. किसी भी दोस्त या रिश्तेदार के घर चाय या कॉफी के साथ तेल में बने स्नैक्स न खाएं, पछताना पड़ सकता है।

25. ठूंस-ठूंस कर भोजन न करें। थोड़ा पेट हमेशा खाली रखें। किसी होटल या दावत में भी इस बात का ध्यान रहे।

26. अपने आपको भूखा न मारें। इससे भोजन खाने की इच्छा और बढ़ जाती है। इस तरह वजन घटाना और भी मुश्किल हो जाएगा।

27. दिन में चार बार से ज्यादा खाना खाने की आदत न डालें।

28. वजन घटाने के लिए जिम जाने या मेहनत करने वाले काम करने की आदत न बनाएं, क्योंकि यह अस्थायी उपाय है इससे तनाव भी बढ़ता है।

29. एक महीने में चार किलो से ज्यादा वजन न घटाएं। इससे कमजोरी आ सकती है। एक महीने से 2-3 किलो वजन घटाने में कोई नुकसान नहीं है।

30. अगर तीसरे मंजिल तक जाना हो तो लिफ्ट की बजाय सीढ़ियों से जाएं, इस व्यायाम से वजन घटाने में मदद मिलेगी।

कम कैलोरी वाला आहार

प्रातः 8.00 बजे- दिन का आरंभ कुछ फलों (केला नहीं) और दूध के साथ बिना चीनी की चाय अथवा कॉफी के साथ करें।

दोपहर 12.00 बजे- बहुत सारा सब्जियों का सलाद खाएं जिसमें चने या अंकुरित भोज्य पदार्थ हों।

दोपहर 1.30 बजे– सूप, भाप में पकी हुई सब्जियां और कुछ पनीर लें या एक दाल का कप लें।

शाम 4.00 बजे– दो चोकर सहित गेहूं के बिस्कुट और बिना दूध या चीनी की चाय या कॉफी लें।

रात 8.00 बजे– सलाद, ढेर सारी हरी सब्जियां और दो रोटियां (या चोकर सहित गेहूं के दो स्लाइस) लें।

संतुलित आहार

प्रातः 8.00 बजे– अपने दिन का आरंभ कुछ फलों (केला नहीं), एक कटोरा दलिया और कम वसा वाले दूध (मलाई उतरा हुआ) के साथ करें। आप दूध के साथ बिना चीनी की चाय व कॉफी ले सकते हैं।

दोपहर 12.00 बजे– सूप, बहुत सारा सब्जियों का सलाद लें जिसमें पनीर, चना और अंकुरित अनाज हो।

दोपहर 2.00 बजे– सूप, भाप में पकी हुई सब्जियां और दो चपातियां लें।

शाम 5.00 बजे– दो चोकर सहित गेहूं के बिस्कुट और दूध वाली बिना चीनी की चाय अथवा कॉफी लें।

रात 8.00 बजे– दिन का अंत सलाद, ढेर सारी सब्जियों (भाप में पकी हुई या थोड़े से जैतून के तेल में बनी हुई) और दो चपातियों (अथवा चोकर सहित गेहूं की ब्रेड के दो स्लाइस) से करें।

आप पहले वाले आहार को अधिक से अधिक 10 दिन तक ले सकते हैं, जिसके बाद आप संतुलित आहार ले सकते हैं। इस आहार को 20 दिन तक लें, क्योंकि यह आपके शरीर को आराम करने का समय देता है। इसके बाद आप कम कैलोरी वाला आहार लेना दोबारा आरंभ कर सकते हैं। इस तरह आपके शरीर के पास अपने नए वजन के साथ सामंजस्य पैदा करने का समय होता है और आपको ज्यादा खाने की इच्छा नहीं होती तथा आप अपना खोया हुआ वजन वापस पा लेते हैं। अपने सामान्य वजन पर पहुंचने के बाद, आप संतुलित आहार लेते रहें और इसे अपनी जीवन–शैली का एक हिस्सा बना लें।

❖

क्या खाएं मोटापे में?

मोटे लोगों के जीवन में अक्सर ये समस्या आती है कि क्या खाएं क्या न खाएं क्योंकि हर आहार के सेवन से मोटापा नहीं होता कुछ ऐसे आहार भी होते हैं जिनके सेवन से मोटापा घटता भी है। चाहे तो आप भी निम्नलिखित आहार के सेवन से अपना वजन घटा सकते हैं:-

आहार

योगी भोजन को तीन भागों में बांटते हैं- सात्त्विक, तामसिक और राजसिक।

सात्त्विक- सात्त्विक भोजन में समस्त धान्य, ताजी सब्जियां, फल, दूध, दही, गिरियां, दालें, अंकुरित दालें और जड़ी-बूटियां आती हैं।

तामसिक- तामसिक भोजन में सभी ठंडे और तले हुए भोज्य पदार्थ, पॉलिश और शुद्ध किया हुआ धान्य, शराब, मांस और फफूंद जैसे मशरूम जो कि सड़े हुए पदार्थों पर उगता है, आते हैं।

राजसिक- राजसिक भोजन में मिष्ठान, कैफीन, प्याज, लहसुन, और मसाले आते हैं। योग मूलत: सात्विक आहार को उपयुक्त बताता है जो कि समस्त धान्यों, रेशे वाली सब्जियों और फलों में प्रचुर और वसा की मात्रा में कम हो।

तामसिक भोजन से पूरी तरह से बचना चाहिए और राजसिक अनियमित रूप से लिया जा सकता है। हर तरह के मांस से, मछली के मांस से भी बचना चाहिए। योगियों के अनुसार पानी एक बहुत महत्त्वपूर्ण पोषक तत्त्व है। किसी व्यक्ति को मूत्र के द्वारा शरीर के सारे

जहरीले पदार्थ निकालने के लिए एक दिन में कम से कम पंद्रह गिलास पानी पीना चाहिए। पानी भोजन में अम्लता के स्तर को भी घटाता है और भोजन को पूरी तरह से कैलोरी में टूटने से बचाता है।

लहसुन- लहसुन भूमि के नीचे उत्पन्न होने वाला प्याज के परिवार का एक महत्त्वपूर्ण मसाला अथवा सब्जी है।

- यदि व्यक्ति प्रात:काल उठकर नियमित रूप से लहुसन की दो-तीन कच्ची तुरियां छीलकर नींबू के गर्म पानी से लेता रहे तो उसके शरीर में अतिरिक्त चर्बी इकट्ठी होने की संभावना समाप्त हो जाती है और यदि चर्बी इकट्ठी हो चुकी है तो उससे पैदा होने वाले रोग यथा रक्त-धमनियों की सूजन, हृदय रोग, श्वास संबंधी बिमारियां, गठिया, उच्च रक्तचाप, कैंसर, रक्त संबंधी दोष समाप्त हो जाते हैं।

- इसके अतिरिक्त लहसुन का इतना महत्त्व है कि इसके नियमित रूप से उपयोग करते रहने से शरीर की सभी कोशिकाएं विकारों से मुक्त हो जाती हैं। लहसुन को आयुर्वेद में रसायन की संज्ञा दी गई है। रसायन उसे कहते हैं जो नियमित सेवन के बाद शरीर के प्रत्येक अणु को नया कर देता है। इससे शरीर में बल और वीर्य की वृद्धि के साथ-साथ त्वचा पर एक विशेष कांति आती है।

- लहसुन का नित-नियम से प्रयोग करने वाले व्यक्ति के शरीर की चर्बी कभी भी इतनी मात्रा में नहीं बढ़ सकती जो रक्त धमनियों को प्रभावित करके हृदय रोग का कारण बने।

- लहसुन की विशेषता यह है कि इसमें वसा नामक तत्त्व की मात्रा 0.1 प्रतिशत होती है। इसलिए लहसुन मोटापे अथवा अधिक चर्बी होने से उत्पन्न होने वाले सभी रोगों के लिए लाभदायक माना जाता है।

- जो व्यक्ति अधिक मोटापे के कारण संभोग शक्ति से रहित हो गये हों, वे यदि नियमित रूप से इसका प्रयोग करते रहें तो उन्हें फिर से संभोग शक्ति प्राप्त हो जाती है।

- मोटापा रोकने में इसकी सबसे बड़ी भूमिका यह है कि इसके सेवन से रक्त धमनियों में जमी हुई वसा पिघल जाती है।

पत्तागोभी

पत्तागोभी एक ऐसी सामान्य सब्जी है जो प्राय: भारत के सभी स्थानों में प्राप्त होती है। इससे सभी परिचित हैं। मोटे व्यक्ति पत्तागोभी का प्रयोग कई प्रकार से कर सकते हैं। मोटे

लोगों के लिए पत्तागोभी इसलिए लाभदायक है कि इसमें एक ऐसा क्षार तत्त्व विद्यमान होता है जो कार्बोहाइड्रेट्स और शर्करा को वसा में बदलने से रोकता है। इसलिए मोटे व्यक्ति इसका अनेक रूपों में प्रयोग कर सकते हैं।

- सब्जी के अतिरिक्त यदि इसे सलाद के रूप में टमाटर, मूली, नींबू आदि भोजन के साथ लिया जाए तो इसके रेशे के कारण शरीर को अधिक लाभ मिलता है।
- पत्तागोभी को यदि भाप में उबालकर भोजन के रूप में प्रयोग किया जाए तो भी इसके सभी पोषक तत्त्व बरकरार रहते हैं और मोटे व्यक्तियों को लाभ देने में सहायक सिद्ध होते हैं।
- पत्तागोभी को टमाटर आदि के सूप के साथ भी प्रयोग में लाया जा सकता है। विभिन्न प्रकार के उपयोग इसलिए बताए जा रहे हैं कि किसी भी वस्तु को एक ही ढंग से खाते रहने पर व्यक्ति कुछ समय बाद उससे ऊब जाता है। यदि वह उसे विभिन्न प्रकार से प्रयोग में लाता रहे तो उसे रुचि बनी रहती है और सभी लाभ प्राप्त होते हैं।
- पत्तागोभी को स्लिम डायटिंग के रूप में कच्चे सलाद के रूप में खाया जाए तो डायटिंग संबंधी सभी लाभ प्राप्त होते हैं। पत्तागोभी को सलाद के रूप में दोपहर अथवा रात्रि के भोजन में काफी मात्रा में लिया जाए तो पेट इससे बहुत जल्दी तृप्ति अनुभव करने लगता है।

टमाटर

टमाटर भी एक ऐसी सब्जी है जो सभी स्थानों पर सभी श्रेणी के लोगों को बड़ी सरलतापूर्वक प्राप्त हो जाती है।

- मोटापा कम करने के लिए वैसे तो टमाटर को अनेक तरीकों से खाया जा सकता है परंतु किसी प्रकार की हानि उठाए बिना मोटापा कम करना हो तो प्रातः काल नाश्ते से पहले एक दो टमाटर भली प्रकार साफ करके कुछ महीने तक खाए जाएं तो शरीर का वजन किसी अन्य विशेष प्रकार की डायटिंग किए बिना कम हो जाता है। इसके अतिरिक्त इसमें वे सभी तत्त्व विद्यमान रहते हैं जिनसे व्यक्ति का स्वास्थ्य सुरक्षित रहता है।
- मोटे व्यक्तियों को प्रायः मधुमेह की शिकायत हो जाती है। टमाटर मधुमेह के रोगियों के लिए शरीर का वजन कम करने के लिए बहुत लाभदायक सिद्ध होता है। लेकिन गुर्दे में पथरी के रोगियों को टमाटर नहीं खाना चाहिए।

मूंगफली

कुछ विशेषज्ञों का कहना है कि यदि खाना खाने से कुछ समय पूर्व थोड़ी-सी भुनी हुई मूंगफली बिना चीनी की चाय अथवा कॉफी के साथ ली जाए तो भूख जल्दी शांत हो जाती है और व्यक्ति कम भोजन करता है। इस प्रकार शरीर का वजन धीरे-धीरे कम होने लगता है। इसी प्रकार मेथी, पालक, फ्रेंचबीन और चौलाई आदि के साग अत्यधिक रेशायुक्त होने के कारण सब्जी अथवा सूप के रूप में लिए जा सकते हैं। रेशेवाले पदार्थ शरीर को शक्ति तो प्रदान करते हैं साथ ही वसा की वृद्धि को रोकते हैं। इसके अतिरिक्त इनका एक लाभ यह भी है कि शरीर में पैदा होने वाले उच्छिष्ट पदार्थों को अपने साथ लेकर शरीर से बाहर निकल जाते हैं।

चोकरयुक्त आटा

अपने शरीर को पतला करने के लिए जो व्यक्ति डायटिंग कार्यक्रम अपनाते हैं, कई बार उनको इस प्रकार की कठिनाई आती है कि वे सामान्य रूप से किस प्रकार की वस्तुएं खाने में प्रयोग करें।

- गेहूं एक ऐसा अनाज है जिससे प्रायः सभी परिचित हैं। स्लिमिंग डायटिंग करने वाले लोगों के सामने प्रायः कई बार ऐसी समस्या आती है कि वे अपने आपको भूखा-सा अनुभव करते हैं। चोकरसहित गेहूं का मोटा आटा रोटी बनाने से कुछ समय पूर्व गूंधकर रख देना चाहिए। उसके बाद दोपहर अथवा रात्रि के भोजन में बिना घी की चुपड़ी हुई रोटी सब्जी आदि के साथ खाई जा सकती है।

- डायटिंग करने वालों को चाहिए कि वह गेहूं के रिफाइंड आटे का प्रयोग न करें, रिफाइंड आटे के प्रयोग से गेहूं के रेशे वाला भाग निकल जाता है। इसके प्रयोग से कब्ज के अतिरिक्त पाचन संबंधी अन्य रोग उत्पन्न हो जाते हैं। इस आटे से शरीर को पूरे पोषक तत्त्व भी प्राप्त नहीं होते। इसलिए केवल डायटिंग करने वालों को ही नहीं, अन्य को भी चोकरयुक्त गेहूं के आटे का ही प्रयोग करना चाहिए।

जब घटाना हो वजन और दिखना हो छरहरा

आहार नियंत्रण के द्वारा शरीर को संतुलित करने और छरहरा बनाने की बातें सभी करते हैं और इसी के अनुसार भोजन की व्यवस्था की जाती है। लेकिन अधिकांश मामलों में यह प्रभावकारी नहीं होता। कहने का आशय यह है कि बढ़ते वजन पर आहार नियंत्रण का कोई फायदा नहीं होता है।

कुछ समय तक आप भूखे रह कर अपने शरीर की मांसपेशियों को कम करने में अवश्य कामयाब हो सकते हैं, लेकिन कालांतर में ये मांसपेशियां पुनः अपना अधिकार जमा लेती हैं। जोर–जबर्दस्ती भूखे रहकर आप अपने शरीर का वजन कम करने में कुछ समय के लिए कामयाब तो हो जाते हैं, परंतु इस प्रकार आपके चेहरे पर थकान स्पष्ट दिखाई देती है। आपका शारीरिक विकास रुक जाता है, आपकी त्वचा में सिकुड़न दिखने लगती है, पेशियां छोटी हो जाती हैं और आप बूढ़े नजर आते हैं।

इस प्रकार आप देखते हैं कि भूखे रहकर शरीर का वजन कम करने का आपका फैसला सही नहीं होता। आप भूखे रहकर वजन कम न करें, बल्कि अपनी भूख पर नियंत्रण रखें।

चयापचय अथवा कैलोरी के इस्तेमाल की संतुलित दर वजन नियंत्रण की सफलता का मापक है। कैलोरी इस्तेमाल की दर कम होने पर चयापचय की क्रिया कम होती है। कम भोजन करने से शारीरिक कष्ट होता है और शरीर के घटकों को कम भोजन के साथ सामंजस्य

स्थापित करना पड़ता है, जिससे शरीर में निहित शक्ति कैलोरी अधिक खर्च होती है। भूख कम लगे इसके लिए कुछ उपाय हम आपको बतलाने जा रहे हैं।

भूख से कैलोरी का कोई संबंध नहीं

कैलोरी की गणना कभी न करें। वास्तव में भूख से इनका कोई संबंध नहीं होता। नए शोधों से यह ज्ञात हुआ है कि भूख से इंसुलिन का अधिक संबंध है। आप जो कुछ भी खाते हैं, उसका असर इंसुलिन के स्तर पर पड़ता है। रक्त में अधिक इंसुलिन होने का तात्पर्य यह है कि शरीर से अधिक पसीना निकलता है। मीठे भोजन से रक्त में शक्कर की मात्रा तेजी से बढ़ती है, जिसके कारण शरीर को इंसुलिन की तुरंत आवश्यकता पड़ती है। शरीर में उपस्थित शक्कर की कुछ मात्रा तुरंत ऊर्जा प्रदान करती है और अवशेष शक्कर शरीर की चर्बी में संग्रहित हो जाती है।

फलों में पाए जाने वाले शक्कर का प्रभाव इंसुलिन तथा भूख वृद्धि पर नहीं पड़ता। ताजी सब्जियों में भी पाये जाने वाली कार्बोहाइड्रेट का भूख पर कम असर होता है।

रेशेदार भोजन की मात्रा बढ़ायें

रेशेयुक्त भोजन से पाचन क्रिया तेज होती है, जिसके कारण कैलोरी का शोषण कम होता है। ये शक्कर को पचाते हैं तथा इंसुलिन को कम करते हैं। इनके कारण आहार नली भरी हुई सी प्रतीत होती है। रेशेयुक्त फलों के सेल्यूलोज और साग-सब्जियां इत्यादि प्राकृतिक रूप से भूख कम करने वाले होते हैं, क्योंकि इन्हें अधिक समय तक चबाना पड़ता है। जिसका अहसास मस्तिष्क को तुरंत हो जाता है।

थोड़ा-थोड़ा खाते रहें

शोधों के आधार पर पता चला है कि थोड़ा-थोड़ा खाते रहने से भूख कम लगती है। इस वजह से व्यक्ति अपेक्षाकृत कम खाता है। जो लोग खाना देर से खाते हैं उन्हें भूख ज्यादा लगती है और वे थोड़ा ज्यादा खाना खा लेते हैं। इस वजह से शरीर में चर्बी एकत्र होने लगती है।

आमतौर पर लोग सुबह के समय अधिक खाते हैं, जिनसे दिन भर कार्य करने के लिए पर्याप्त ऊर्जा प्राप्त होती है। अधिक प्रोटीन युक्त खाद्य-पादार्थ खाने से अधिक ऊर्जा मिलती है। एक निर्धारित योजना के अनुसार भोजन करने से आप अपनी भूख पर नियंत्रण कर सकते हैं।

व्यायाम नियमित करें

व्यायाम करने से तनाव कम होता है। नियमित व्यायाम करने से रक्त का स्तर कम होता है, जिसके कारण भूख कम लगती है।

प्रोटीनयुक्त भोजन करें

कार्बोहाइड्रेट की अपेक्षा प्रोटीनयुक्त भोजन करने से भूख देर से लगती है और व्यक्ति कम खाना खाता है।

विटामिन की मात्रा बढ़ायें

परिष्कृत आहार में विटामिन, शक्कर और माड़ी नहीं होते। मोटे लोगों में विटामिन बी की कमी होती है। एक सिद्धांत के अनुसार मोटे लोग अपने गलत ढंग से खाने की आदतों के कारण अनावश्यक भूख बढ़ा लेते हैं। जिससे उनके शरीर में विटामिन की कमी हो जाती है। शरीर में आवश्यक विटामिन की मात्रा बढ़ाने के लिए ताजे फल, सब्जियां छिलके सहित खाना लाभकारी होता है।

पानी खूब पियें

ढेर सारा खाना खाने के बजाय ज्यादा से ज्यादा पानी पीना चाहिए। इससे आप ज्यादा खाना खाने की आदतों से बचेंगे। भोजन करने से पहले एक गिलास पानी पीयें, इस तरह से भी आप कम खाना खायेंगे और आपका वजन भी नहीं बढ़ेगा। इस तरह हम देखते हैं कि पानी ही हमारा सर्वोत्तम भोजन है।

भूख कम करने वाले प्राकृतिक तत्त्व

भोजन से पहले ऐसे तत्त्वों का सेवन करें जिससे आमाशयिक रस अधिक से अधिक बने। इसके अंतर्गत आप खट्टे फलों का सेवन कर सकते हैं। खाने से पहले एक गिलास फल का रस लाभप्रद होता है। वे लोग जो भोजन से पूर्व ताजे फलों के रस का सेवन करते हैं अपना वजन कम से कम समय में घटाने में सफल होते हैं।

मोटापे से घटता है आत्मविश्वास

अगर खुद पर हो भरोसा तो फिर जिंदगी में कोई भी काम मुश्किल नहीं लगता, लेकिन अगर यही भरोसा लड़खड़ाने लगे तो छोटी-छोटी चुनौतियां भी बड़ी मुसीबत लगने लगती हैं। हाल ही में हुए अनेक रिसर्च में यह बात सामने आ चुकी है कि मोटे लोगों का आत्मविश्वास बहुत कमजोर होता है। वे जरा-जरा सी बात पर घबरा जाते हैं। सिर्फ इतना ही नहीं बल्कि अंदर ही अंदर वे हीन भावना से ग्रस्त भी होते हैं।

है न हैरतअंगेज बात! यह तो सभी जानते थे कि मोटापा अनेक रोगों की जड़ है, मगर यह खुद पर विश्वास की जड़ें तक खोखली कर सकता है, इस पर भला कितने लोग ध्यान देते हैं।

वजन घटाएं जरूर, मगर सही तरीके से

अक्सर देखने में आता है कि लंबे समय तक अपने प्रति लापरवाही बरतने के बाद कुछ लोग अचानक ही इनके प्रति इतने चिंतित हो जाते हैं कि फिर वे ऐसी कोशिशें करने लगते हैं मानो मोटापे को रातों रात घटाया जा सकता है। यह हड़बड़ी फायदे की बजाय नुकसान ज यादा करती है, इसलिए अगर सचमुच वजन घटाने के प्रति गंभीर हों तो इसके लिए सबसे पहली बात जरूरी होती है, इसकी एक सही रूपरेखा।

इसके लिए यह बिल्कुल जरूरी नहीं है कि घंटों एक्सरसाइज की जाए, खाना-पीना छोड़ दिया जाए या फिर अपनी क्षमता से बढ़-चढ़कर या महंगे तरीके अपनाए जाएं।

जानिए अपना सही फिगर

वजन कम करने की शुरुआत में अपने कद और उम्र के अनुसार सही वजन को जानिए। अब आपका मकसद है इस अतिरिक्त वजन को कम करना न कि 36-23-36 का आकड़ा बनाना। तो सबसे पहले अपने दिन की शुरुआत कीजिए एक गिलास गुनगुने पानी में एक चम्मच शहद डालकर पीने से। इसके बाद जरूरत है सुबह-शाम नियमित रूप से 40 मिनट लंबी फास्ट वॉक की। अगर आपकी दिनचर्या काफी व्यस्तता भरी है या नाइट शिफ्ट्स करनी होती है तो इस प्रोग्राम को अपनी सुविधा के हिसाब से समय दीजिए। बस, जब भी 6 घंटे की नींद पूरी करके उठें सबसे पहले नींबू-शहद वाला गुनगुना पानी पीजिए। इसके बाद जुट जाइए वॉक पर।

अगर आपको वॉक करना बोरिंग लगता है तो लीजिए इसे दिलचस्प बना देते हैं। 40 मिनट की वॉक के बदले 40 मिनट मनचाहे फास्ट म्यूजिक पर दिल खोलकर नाचिए, बिना झिझके, बिना शर्माए।

एक तिहाई पेट पानी से भरें

इस एक्सरसाइज के बाद अब बारी आती है सही खान-पान की, क्योंकि यह किसी भी फिटनेस प्रोग्राम का एक जरूरी हिस्सा है। यहां कितना खाएं के साथ-साथ यह जानना भी जरूरी है कि क्या खाएं। तो इसके लिए आपको अलग से कोई भी विशेष आहार लेने की जरूरत नहीं है।

विशेषज्ञों के अनुसार आप अपनी सामान्य आहार तालिका यानी दाल, चावल, सब्जियां, रोटी, फल सलाद को ही लेते रहें। बस इतनी एहतियात बरतने की जरूरत है कि जितनी भूख हो उसका आधा ही खाएं। बाकी का एक चौथाई भाग पानी के लिए छोड़ दें और बचा हुआ हवा के लिए। सुनने में अजीब लगता है न! मगर यह पाचन को सही रखने का हजारो साल पुराना उपाय है, जो फिर से चलन में है कि हमेशा भूख से कम खाया जाए और दिन भर में

लगातार पानी पीते रहें, जिससे खाया-पीया तुरंत पच जाता है। यही वजह है कि गांवों में अभी भी ढेर सारा घी-मक्खन खाते रहने के बावजूद लोग मोटे नजर नहीं आते, क्योंकि वे कड़ी मेहनत से उसे पचा भी लेते हैं और खान-पान भी संतुलित और पौष्टिक होता है।

शहरों में अनियमित खानपान, जंक फूड, शारीरिक श्रम कम होना और डांवाडोल दिनचर्या भी मोटापे का एक बड़ा कारण है।

इसके अलावा अपने खाने में जितना हो सके फल, सलाद, हरी सब्जियां, अनाज की मात्रा बढ़ा दें और जंक फूड या गलत समय पर खान-पान पर रोक लगा दें। ये छोटी-छोटी बातें ही आपके बढ़ते वजन को आसानी से काबू में रखकर आपको देगी भरपूर आत्मविश्वास।

❖

किस दर्द में क्या खाएं?

घुटनों का दर्द

खीरा- घुटनों के दर्द में खीरे का सेवन लाभप्रद है।

आलू- घुटने के दर्द, सूजन व इस जोड़ में किसी प्रकार की बीमारी हो तो कच्चे आलू को पीसकर लगाने से बहुत लाभ मिलता है।

मोठ- घुटनों में दर्द नया हो या बहुत पुराना, मोठ के लड्डू खाने से दर्द शीघ्र ठीक हो जाता है। समान मात्रा में मोठ, चीनी और गाय या भैंस का घी लें। फिर उनको पीसकर छान लें। उस आटे में घी डाल कर सेंके। फिर उसमें चीनी की चाशनी बना मिला कर लड्डू बना लें। दो लड्डू एक बार प्रातः भूखे पेट खाएं।

जांघ का दर्द

अदरक- जांघ में दर्द होने पर एक चम्मच अदरक के रस में आधा चम्मच घी मिलाकर प्रातः भूखे पेट पिएं, लाभ होगा। वात, कमर, जांघ, के दर्दों में अदरक के रस में घी या शहद मिलाकर पीना चाहिए। दस ग्राम सौंठ, सौ ग्राम पानी में उबालकर ठंडा होने पर स्वादानुसार शक्कर या शहद मिलाकर पिलाएं।

कमर का दर्द

नींबू- एक चम्मच नींबू का रस, एक चम्मच लहसुन का रस, दो चम्मच पानी- सब एक साथ मिलाकर पिएं। ऐसी दो मात्रा सुबह-शाम नित्य पिएं। कमर का दर्द ठीक हो जाएगा।

मेथी- प्रात:काल दूध के साथ खाने से गठिया के रोगी को सर्दियों में विशेष रूप से लाभ होता है। मेथी दाने को गर्मियों में अंकुरित करके खाने में लाभ होता है।

सहजन- कमर-दर्द में सहजन की सब्जी (फूल या फली) लाभदायक है।

छुहारा- कमर के दर्द में छुहारा लाभदायक है। दो छुहारे सुबह-शाम खाएं।

आलू- कच्चे आलू को दो भाग में काटकर उसे कमर पर रखकर मालिश करें।

गेहूं- एक चम्मच गेहूं की राख शहद में मिला कर चाटने से कमर और जोड़ों के दर्द में आराम मिलता है। गेहूं की रोटी एक ओर सेंक लें तथा एक ओर कच्ची रखें। कच्ची की हुई रोटी और तिल के तेल को दर्द वाले अंग पर बांध दें। इससे दर्द दूर हो जाता है।

एरंड का तेल- कमर-दर्द होने पर एरंड के तेल को छोटे चम्मच से लेकर दूध में मिलाकर सेवन करने से लाभ होता है।

जायफल- जायफल को पानी में मिलाकर गर्म करें। अच्छी तरह गर्म होने पर ठंडा करके कमर-दर्द पर मालिश करने से लाभ होता है।

अदरक- अदरक के रस में घी मिलाकर पीना चाहिए। कमर-दर्द में आराम मिलेगा।

इन घरेलू उपचारों के द्वारा संधिवात से निदान मिल सकता है।

जोड़ों का दर्द

सौंठ और हरड़- सौंठ और हरड़ समान मात्रा में मिलाकर पीस कर दो बार रोजाना गर्म पानी से फंकी लें। जोड़ों के दर्द में लाभ होगा।

शहद- संधिवात ग्रस्त लोगों को लंबे समय तक शहद बहुतायत में खाना चाहिए। इससे बहुत लाभ मिलता है। जोड़ों का दर्द कम होता है।

अजवायन- अजवायन का अर्क या अजवायन का तेल जोड़ों पर मलने से दर्द दूर हो जाता है। अजवायन को तिल के तेल में उबाल कर तेल बना लें। एक चम्मच पिसी हुई अजवायन में स्वादानुसार नमक मिलाकर प्रात: भूखे पेट गर्म पानी से नित्य फंकी लें। दो गिलास पानी में दो चम्मच अजवायन और दो चम्मच नमक डालकर उबालें। फिर इसे हल्का गर्म रहने पर कपड़ा भिगो कर दर्द वाले अंग की सिकाई करें।

हींग- जोड़ों में दर्द हो, पैर में दर्द हो तो चने की दाल के बराबर हींग की फंकी पानी के साथ एक बार नित्य एक महीना तक लें।

चाय- चाय पेशाब में यूरिक एसिड बढ़ाती है। उससे जोड़ों का दर्द व वजन बढ़ता है। अत: वात के रोगियों को चाय नहीं पीना चाहिए।

गठिया का दर्द

नमक- गठिया के रोग में रक्त में खटाई की प्रधानता हो जाती है, नमक खाने से यह खटाई बढ़ती है। अत: गठिया के रोगी को नमक का सेवन नहीं के बराबर करना चाहिए।

सूजन वाले स्थान पर नमक या बालू मिट्टी की पोटली से सेक करें।

मेथी- वायु एवं वात रोगों में मेथी का साग लाभ करता है। मेथी को घी में भूनकर पीसकर छोटे-छोटे लड्डू बनाकर दस दिन सुबह-शाम खाने से वात-पीड़ा में लाभ होता है। गुड़ में मेथी का साग बनाकर खिलाने से गठिया मिटती है।

चाय पत्ती के चार चम्मच तथा मेथी दाना रात को एक गिलास पानी में भिगो दें। प्रातः पानी छानकर हल्का गर्म करके पीने से लाभ होता है। भीगी मेथी को अंकुरित करके खाएं। दो चम्मच दाना मेथी को दो कप पानी में उबालें जब आधा पानी रह जाए तो पानी नित्य दो घंटे बाद लगभग एक महीना तक पिएं। इससे गठिया, कमर-दर्द और कब्ज में लाभ होता है।

तिल- तिल के तेल की मालिश करने से वात रोग में लाभ होता है। गठिया या वायु के कारण शरीर में दर्द हो तो सोंठ 20 ग्राम, अखरोट की गिरी 40 ग्राम तथा काला तिल 160 ग्राम एक साथ कूट-पीसकर 100 ग्राम गुड़ के साथ मिलाकर रख लें। सुबह-शाम 20-20 ग्राम की मात्रा में गर्म जल के साथ सेवन करें।

❖

क्या खाएं जब जोड़ों का दर्द सताए?

जोड़ों का दर्द एक ऐसी समस्या है जो सुनने में जितनी सामान्य लगती है उतनी ही कष्टदायक होती है, लेकिन आप अपने खान-पान में इन चीजों को शामिल करके जोड़ों के दर्द से बच सकते हैं-

1. **संतरा**- संतरे में काफी मात्रा में विटामिन सी पाया जाता है इस वजह से यह स्किन के लिए काफी अच्छा माना जाता है, लेकिन एक रिसर्च के अनुसार यदि उचित प्रकार से विटामिन सी का सेवन किया जाए तो वह हमारी हड्डियों को मजबूत बनाता है जिससे जोड़ों के दर्द की समस्या नहीं होती है।

2. **हरी सब्जियां**- चिकित्सकों के अनुसार यदि शरीर में ओमेगा 3 फैटी एसिड का सही बैलेंस हो तो जोड़ों की समस्या उत्पन्न नहीं होती है। इसकी पूर्ति के लिए पालक, ब्राक्ली तथा अन्य प्रकार की हरी सब्जियों का सेवन करना अच्छा होता है।

3. **प्याज तथा अदरक**- प्याज व अदरक का सेवन भी ओमेगा 3 फैटी एसिड को बैलेंस करने में महत्त्वपूर्ण भूमिका का निर्वाह करता है जिससे जोड़ों के दर्द से बचा जा सकता है।

4. **स्ट्रॉबेरी**- स्ट्रॉबेरी का सेवन भी जोड़ों के दर्द से आराम देता है, क्योंकि इसमें बायोफ्लेवोनाइड पाया जाता है जो जोड़ों के दर्द को काफी कम करता है।

5. **ब्लूबेरी**- ब्लूबेरी के सेवन से भी जोड़ों के दर्द से राहत मिलती है, क्योंकि इसमें एंटीऑक्सीडेंट पाए जाते हैं जिसके सेवन से जोड़ों का दर्द दूर होता है।

6. **मेवे**- बादाम, अखरोट, काजू आदि मेवों के सेवन से भी ओमेगा 3 फैटी एसिड प्राप्त होता है इसके साथ ही इसमें एंटी ऑक्सीडेंट पाया जाता है जिसकी वजह से जोड़ों के दर्द से मुक्ति मिलती है।

7. **साल्मन मछली**- साल्मन मछली के सेवन से ओमेगा 3 फैटी एसिड पर्याप्त मात्रा में प्राप्त होता है जिस कारण से इसके सेवन से जोड़ों के दर्द से उत्पन्न हुई सूजन में यह लाभदायक है।

8. **कद्दू के बीज**- कद्दू के बीज में एंटी ऑक्सीडेंट पाया जाता है इस कारण से कद्दू का बीज जोड़ों के दर्द को दूर करने में सहायक खाद्य पदार्थ है।

9. **ऑलिव ऑयल**- ऑलिव ऑयल की खासियत यह है कि इसमें वसा बहुत कम तथा एंटीऑक्सीडेंट बहुत ही उच्च मात्रा में पाया जाता है जो न सिर्फ हमारी हड्डियों और जोड़ों के दर्द के लिए अच्छा होता है बल्कि इससे मोटापा भी कम होता है।

जोड़ो में दर्द की समस्या का सामना न करना पड़े इसके लिये आवश्यक है ऐसे आहार का सेवन जो हड्डियों को मजबूत बनाये।

मजबूत हड्डी पाने के लिये आहार

अपनी डायट में नियमित रूप से कैल्शियम शामिल करके और अन्य उपायों से आप अपनी हड्डियों को कमजोर होने से बचा सकते हैं। यहां पर कुछ ऐसे तरीके बताए जा रहे हैं, जिनसे आप अपनी हड्डियों में मजबूती ला सकते हैं, तो जरा गौर करें।

हरी पत्तेदार सब्जियां

अपने आहार में गहरे हरे रंग की पत्तेदार सब्जियां, ब्रोकली, डेयरी प्रोडक्ट शामिल करें, क्योंकि यह विटामिन डी का अच्छा विकल्प होती हैं और हड्डियों के लिये कमाल कर सकती हैं।

लहसुन-प्याज

लहसुन और प्याज सल्फर के अच्छे स्त्रोत हैं तो इनका सेवन जरूर करें।

मिलावटी ड्रिंक

क्या आप जानते हैं कि कोल्ड्रिंक का सेवन अधिक करने से हड्डियां कमजोर हो जाती हैं और इनमें से कैल्शियम गलने लगता है।

हाई प्रोटीन मांस

हाई प्रोटीन मांस का सेवन ज्यादा न करें, क्योंकि इससे शरीर से कैल्शियम खत्म होने लगता है।

कॉफी और चाय कम पिएं

कॉफी और चाय का सेवन कम कर के दूध का सेवन करें। इसमें खूब सारा कैल्शियम, विटामिन डी, प्रोटीन, फॉस्फोरस और पोटैशियम होता है जो कि हड्डियों के लिये अच्छा माना जाता है।

सप्लीमेंट का सेवन करें

यदि आपको लगता है कि आपको भोजन द्वारा पूरा पोषण नहीं मिल रहा है तो आप सप्लीमेंट या जड़ी-बूटी का सेवन कर सकते हैं, पर इसको लेने से पहले अपने डॉक्टर से जरूर सलाह ले लें।

जड़ी-बूटियां खाएं

जौ घास, अल्फाअल्फा, धनिया और आदि कुछ ऐसी जड़ी बूटियां हैं जो आपको हड्डी मजबूत करने में सहायता प्रदान करेंगी।

हड्डियों की समस्याओं में सबसे ज्यादा तकलीफ देय है गठिया, इससे मुक्ति पाने के लिये आवश्यक है सही आहार का सेवन।

गठिया की आहार चिकित्सा

किसी भी प्रकार की गठिया हो, आहार से रोगी की पीड़ा कम हो सकती है तथा यदि रोग अधिक पुराना नहीं है, तो पूरी तरह ठीक हो सकता है।

आहार चिकित्सा एक महीने तक लेना चाहिए और यदि आवश्यक हो तो आगे भी चलाई जा सकती है, नीचे दिए गए चार्ट के अनुसार प्रातःकाल जल्दी उठकर शुरू करना हमेशा ठीक रहता है लेकिन उसके लिये समय पर सोना भी आवश्यक है।

प्रात:काल 5 बजे

एक नींबू का रस, दो चम्मच शहद तथा चार कली लहसुन की कुचली हुई एक गिलास गर्म पानी में मिलाकर लें।

प्रात:काल 6:30 बजे

25 ग्राम मेथी एक रात पहले पानी में भिगोई हुई। उसका पानी गर्म करके पिएं।

प्रात:काल 9 बजे

मौसमी सब्जियों का रस विशेषतौर से गाजर का रस आधा गिलास लें।

प्रात:काल 11 बजे

गेहूं के संपूर्ण आटे की दो रोटी, उबली हुई हरी सब्जियां, अंकुरित मेथी तथा सलाद लें। जिस भीगी हुई मेथी का पानी पिया था, उसे ही अंकुरित किया जा सकता है। इसका स्वाद बढ़िया करने के लिए इसमें खीरा, टमाटर, गाजर आदि मिलाए जा सकते हैं।

दोपहर 2 बजे

4 मौसमी फल तथा एक गिलास रस।

शाम 4 बजे

नींबू का रस तथा शहद, गर्म पानी में लें।

शाम 6:30 बजे

फल तथा अंकुरित अनाज। लौकी, तोरई आदि अनाज में शामिल की जा सकती है। फल विशेष तौर से पपीता, आम तथा खट्टे फल और उनका रस लेना चाहिए। इस बात का ध्यान रखना चाहिए कि आहार चिकित्सा में बिना पकाई हुई सब्जी तथा फल अधिक मात्रा में लेने चाहिए।

❖

यूरिक एसिड बढ़ने पर करें यह उपचार

यूरिक एसिड की उच्च मात्रा के कारण गठिया जैसी समस्याओं से आप पीड़ित हो सकते हैं। इसलिए यूरिक एसिड की मात्रा को नियंत्रित करना आवश्यक होता है। अब सवाल यह है कि प्राकृतिक रूप से यूरिक एसिड को कैसे कम किया जाये। तो समाधान के रूप में यहां कुछ प्राकृतिक उपाय दिये गये हैं।

अजवायन का सेवन

अजवायन में दर्द दूर करने वाले, एंटी ऑक्सीडेंट तथा मूत्रवर्धक गुण होते हैं अतः इसे मूत्र से जुड़ा हुआ एंटीसेप्टिक माना जाता है। अजवायन यूरिक एसिड को कम करने के लिए एक प्रभावी तरीका है क्योंकि यह प्राकृतिक मूत्रवर्धक है। यह रक्त में क्षार के स्तर को नियंत्रित कर सूजन को कम करने में मदद करती है।

फाइबर युक्त भोजन

अपने भोजन में फायबर की मात्रा बढ़ाने से आपके शरीर में यूरिक एसिड का स्तर भी सही बना रहेगा। खाद्य फायबर खून से यूरिक एसिड की मात्रा निकालकर इसका स्तर कम कर देता है और फिर गुर्दों से भी यूरिक एसिड निकालता है। अतः दोगुने लाभ के लिए खाने में फायबर की मात्रा बढ़ाएं। आपको ये खाद्य फायबर, पालक, हरी गोभी और ओट्स आदि से मिलता है।

प्यूरिन वाले पशु उत्पादों का सेवन बंद कर दें

शरीर में यूरिक एसिड के स्तर को नियंत्रित करने के लिए प्यूरिन से भरपूर खाद्य पदार्थों के सेवन से बचना चाहिए। प्यूरिन एक प्राकृतिक पदार्थ है, जो शरीर को एनर्जी देता है। किडनी की समस्या होने पर प्यूरिन से भरपूर खाद्य पदार्थ शरीर के विभिन्न भागों में अत्यधिक यूरिक एसिड का संचय करते हैं। रेड मीट, समुद्री भोजन, ऑर्गन मीट और कुछ प्रकार के सेम सभी प्यूरिन से भरपूर होते हैं। परिष्कृत कार्बोहाइड्रेट और सब्जियां जैसे शतावरी, मटर, मशरूम और गोभी से बचना चाहिए। आपको पूरी तरह से शाकाहारी बनने की जरूरत नहीं है । सिर्फ मीट और मछली का सेवन थोड़ा कम करने से ही काफी ज्यादा फायदा हो जाएगा।

करें चेरी का सेवन

चेरी में मौजूद केमिकल शरीर के यूरिक एसिड को गन्दगी के रूप में निकाल बाहर करते हैं जिससे कि यूरिक एसिड का स्तर नियंत्रण में रहता है। शोध के हिसाब से 3 से 4 घंटे में 30 से 40 चेरियां खानी चाहिए।

सेब का सिरका

कच्चे रूप में सेब के सिरके का सेवन करने से यूरिक एसिड का स्तर कम होता है। सिरका खून का स्तर बदल देता है जो कि यूरिक एसिड का स्तर कम करने में काफी लाभदायक है। अतः कच्चे तथा बिना किसी प्रक्रिया से गुजरे हुए सिरके का प्रयोग करें जो कि आप अपने पास के स्वास्थ्य केंद्र से प्राप्त कर सकते हैं।

एंटीऑक्सीडेंट से भरपूर भोजन

लाल शिमला मिर्च, टमाटर, ब्लूबेरी, ब्रोकली और अंगूर एंटीऑक्सीडेंट विटामिन का बड़ा स्रोत है। एंटीऑक्सीडेंट विटामिन फ्री रेडिकल्स अणुओं को शरीर के अंग और मसल टिशू पर आक्रमण करने से रोकता है, जिससे यूरिक एसिड का स्तर कम होता है।

कम करें मीठे मक्के के शरबत का सेवन

मीठे मक्के के शरबत में भी यूरिक एसिड की मात्रा ज्यादा होती है इसीलिए जिन मिठाईयों या खाद्य उत्पादों में इनका इस्तेमाल किया गया हो उनका सेवन न करें। खाद्य उत्पादों के पैकेजिंग को ध्यान से पढ़ें क्योंकि मक्के का शरबत काफी तरीके के उत्पादों में भी होता है जैसे की ब्रेड और स्नैक फूड्स में।

बेकरी के खाने से करें परहेज

बेकरी के फूड स्वाद में लाजबाव होते हैं लेकिन इसमें शुगर की मात्रा बहुत ज्यादा होती है। इसके अलावा, इनके सेवन से शरीर में यूरिक एसिड भी बढ़ जाता है। अगर यूरिक एसिड कम करना है तो पेस्ट्री और केक खाना बंद कर दें।

अपने वजन को नियंत्रण में रखें

अगर आप मोटे हैं तो प्यूरिन से भरपूर खाद्य पदार्थ आपके यूरिक एसिड के स्तर को बढ़ा सकता है। लेकिन, यह तेजी से वजन घटाने के लिए एक कारक भी है। इसलिए आपको सभी मामलों में क्रैश डाइटिंग से बचना चाहिए। अगर आप मोटापे से ग्रस्त हैं, तो यूरिक एसिड के स्तर में वृद्धि को रोकने के लिए अपने वजन को नियंत्रित करना चाहिए।

जिन लोगों का वजन ज्यादा होता है वह अक्सर गाउट के शिकार हो जाते हैं। वजन कम करने से आप इस बीमारी से छुटकारा पा सकते हैं। अपने डॉक्टर से मिलकर एक ऐसा डाइट चार्ट बनाएं जिसमें निम्नलिखित खाद्य पदार्थों का सेवन बताया गया हो और उसके साथ में व्यायाम भी जरूर करें।

शराब कम पियें, खास तौर से बियर

शराब आपके शरीर को डिहाइड्रेट कर देती है, बीयर में यीस्ट भरपूर होता है, इसलिए इसके सेवन से दूर रहना चाहिए। हालांकि वाइन यूरिक एसिड के स्तर को प्रभावित नहीं करती है। बियर से यूरिक एसिड शरीर में बढ़ सकता है इसलिए उसका सेवन बंद कर देना चाहिए।

पी.एच. का संतुलन

शरीर में एसिड के उच्च स्तर को एसिडोसिस के रूप में जाना जाता है। यह शरीर के यूरिक एसिड के स्तर के साथ संबंधित होता है। अगर आपका पीएच स्तर 7 से नीचे चला जाता है, तो आपका शरीर अम्लीय हो जाता है। अपने शरीर में क्षारीय को बनाये रखने के लिए, अपने आहार में सेब, चेरी का जूस, बेकिंग सोडा और नींबू को शामिल करें। साथ ही नियमित रूप से कम से कम 500 ग्राम विटामिन सी जरूर लें। विटामिन सी, यूरिक एसिड को यूरिन के रास्ते निकालकर इसे कम करने में सहायक होता है।

विटामिन सी का अधिक मात्रा में सेवन

शरीर में यूरिक एसिड का स्तर कम करने के लिए नियमित रूप से विटामिन सी की 500 मिलीग्राम की खुराक लें। इस प्रक्रिया के फलस्वरूप आपका यूरिक एसिड का स्तर 1-2 महीनों में बिलकुल घट जाएगा।

बहुत सारा पानी पियें

शरीर को हाइड्रेटेड रखकर आप यूरिक एसिड के स्तर को कम कर सकते हैं। शरीर में पानी का उचित स्तर सिस्टम से यूरिक एसिड को बाहर निकालने के लिए जरूरी होता है। पानी की पर्याप्त मात्रा से शरीर में मौजूद यूरिक एसिड यूरिन के रास्ते से बाहर निकल जाता है। इसलिए थोड़ी-थोड़ी देर में पानी पीते रहना चाहिए।

अपनी दर्द की दवाईयों और विटामिन का सेवन जांच लें

कुछ विटामिन जिनमें नियासिन होती है और कुछ आम इवाईयों के ज्यादा सेवन करने से भी गाउट हो सकता है। अगर आप ऐसी इवाईयों का सेवन करते हैं तो अपने डॉक्टर से पूछें की कैसे यह आपके गाउट को बढ़ावा दे रहीं है। निम्नलिखित इवाईयों का सेवन आपके गाउट को बड़ा सकता है।

नियासिन, एस्पिरिन, ड्यूरेटिक्स, साइक्लोस्पोरिन, लेवोडोपा।

खाना जैतून के तेल में पकाएं

मक्खन या वनस्पति तेल प्रयोग करने की बजाय खाना बनाने में जैतून के तेल का प्रयोग करें। साधारण तेल गरम करने पर तुरंत फैट में परिवर्तित हो जाते हैं और ये फैट शरीर से विटामिन इ की मात्रा को बिलकुल कम कर देते हैं। विटामिन इ का स्तर कम होने की वजह से शरीर में यूरिक एसिड का स्तर नियंत्रण में रखने की शक्ति कम होती है और इस तरह से ये मात्रा काफी बढ़ जाती है। ऐसी स्थिति में जैतून का तेल शरीर में अत्याधिक मात्रा में यूरिक एसिड को पनपने से रोकता है और साथ ही साथ शरीर में जमे हुए फैट्स को हटाने में मदद करता है।

बेकिंग सोडा का सेवन

एक गिलास पानी में आधा चम्मच बेकिंग सोडा मिला लें। इसे अच्छे से मिक्स करके नियमित रूप से इसके आठ गिलास पिएं। यह बेकिंग सोडा का मिश्रण यूरिक एसिड क्रिस्टल भंग करने और यूरिक एसिड घुलनशीलता को बढ़ाने में मदद करता है। लेकिन सोडियम की अधिकता के कारण आपको बेकिंग सोडा लेते समय सावधानी बरतनी चाहिए। क्योंकि इससे आपका रक्तचाप बढ़ सकता है।

❖

आर्थराइटिस और अहारोपचार

आर्थराइटिस होने पर हमारा खान-पान कैसा होना चाहिए आइए जानते हैं:-

- गठिया के रोग होने पर रक्त में खटाई की प्रधानता हो जाती है, नमक खाने से यह खटाई बढ़ती है अत: गठिया के रोगी को नमक का सेवन नहीं करना चाहिए।
- चाय पेशाब में यूरिक एसिड बढ़ाती है। उससे जोड़ों का दर्द व वजन बढ़ता है अत: वात के रोगियों को चाय नहीं पीनी चाहिए।
- वायु एवं वात रोगों में मेथी का साग लाभ करता है। मेथी को घी में भूनकर पीसकर छोटे-छोटे लड्डू बनाकर दस दिन सुबह शाम खाने से वात पीड़ा में लाभ होता है। गुड़ में मेथी का पाक बनाकर खिलाने से गठिया मिटता है। चाय की चार चम्मच दानामेथी रात को एक गिलास पानी में भिगो दें। प्रात: पानी छानकर हल्का गर्म करके पीने से लाभ होता है। भीगी मेथी को अंकुरित करके खायें। दो चम्मच दानामेथी को दो कप पानी में उबालें जब आधा पानी रहे तो पानी नित्य दो बार एक महीने तक पिएं। इससे गठिया, कमर दर्द और कब्ज में लाभ होता है।
- इस बीमारी में चिकित्सक आहार पर विशेष ध्यान देने की सलाह देते हैं क्योंकि आप जो भी खाते हैं वो सीधा आपके स्वास्थ्य को प्रभावित करता है। आर्थराइटिस से बचाव के लिए आपके आहार में ग्लूकोसामाइन और कोंड्रायटिन सल्फेट होना चाहिए। ग्लूकोसामाइन और कोंड्रायटिन सल्फेट हड्डियों और कार्टिलेज के लिए अच्छे होते हैं।
- आर्थराइटिस जैसी बीमारी लम्बे समय तक रहती है इसलिए मरीज को दवाओं से

ज्यादा बचाव और सावधानियों पर ध्यान देना चाहिए। आज फीजियोथेरेपी से लेकर नैचुरोपैथी तक में आर्थराइटिस के बहुत से समाधान निकाले गये हैं, लेकिन घरेलू नुस्खे और सावधानियां सबसे सुरक्षित उपचार हैं।

- दर्द को कम करने का सबसे कारगर उपाय उन बिमारियों के उपचार की दवाओं का नियमित सेवन ही है। मगर ये दवाएं बिना डॉक्टर की सलाह के न लें। आमतौर पर सेंकने और गरम पट्टियों अथवा दस्ताने व जुराबों से आराम मिलता है। दर्द कम करने के लिए मलहम लगाया जा सकता है। मगर दर्द की दवा का कम-से-कम सेवन करना ही बेहतर है।

गठिया रोग के कुछ कुदरती उपचार भी हैं जो इसकी पीड़ा को कम करते हैं और इसके प्रभाव को कम करने में सहायक होते हैं। तो आइये जानें गठिया रोग के इलाज के कुछ घरेलू तरीके:-

- पूरी रात पीड़ादायक जोड़ पर लाल फुलालैन बांधने पर काफी लाभ मिलता है।
- जैतून के तेल से मालिश करने से भी गठिया की पीड़ा काफी कम हो जाती है।
- गठिया के रोगी को कुछ दिनों तक गुनगुना एनिमा देना चाहिए ताकि रोगी का पेट साफ हो, क्योंकि गठिया के रोग को रोकने के लिए कब्जियत से छुटकारा पाना जरूरी है।
- भाप से स्नान और शरीर की मालिश गठिया के रोग में काफी हद तक लाभ देते हैं।
- जस्ता, विटामिन सी और कैल्शियम के सप्लीमेंट का अतिरिक्त सेवन करने से भी काफी लाभ मिलता है।
- समुद्र में स्नान करने से भी गठिया के रोग में काफी हद तक आराम मिलता है।
- सुबह उठते ही आलू का ताजा रस और पानी को बराबर अनुपात में मिलाकर सेवन करने से भी काफी फायदा मिलता है।
- सोने से पहले दर्द वाली जगह पर सिरके से मालिश करने से भी पीड़ा काफी कम हो जाती है।
- गठिया के रोगी को न ही ज्यादा देर तक खाली बैठना चाहिए और न ही आवश्यकता से अधिक परिश्रम करना चाहिए, क्योंकि गतिहीनता के कारण जोड़ों में अकड़न हो जाती है, और अधिक परिश्रम से अस्थिबंध को हानि पहुंच सकती है।
- नियमित रूप से 6 से 50 ग्राम अदरक के पॉउडर का सेवन करने से भी गठिया के रोग में फायदा मिलता है।
- गठिया के रोग में विटामिन और कैल्शियम का सेवन करें।
- गुनगुने पानी में शहद एक चम्मच लें उसमें थोड़ी सी दालचीनी पॉउडर मिला लें। इसे प्रतिदिन पिएं आपको लाभ मिलेगा। अमरूद के कुछ पत्ते लें और उसे पीसकर उसमें थोड़ा काला नमक मिलाकर खाएं, आपको आराम मिलेगा।

- रात को सोने से पहले दर्द वाले स्थान पर सिरके से मालिश करें। इससे गठिया के दर्द में आराम मिलेगा।
- कपूर में लहसुन का रस मिलाकर मालिश करें, आपको आराम मिलेगा। लहसुन की कुछ कलियों को छीलकर नियमित रूप से चबाने से भी लाभ मिलता है।
- सुबह-सुबह खाली पेट नारियल पानी का प्रतिदिन सेवन करें।
- प्रतिदिन 10 मिनट धूप में बैठें आपको लाभ मिलेगा।
- सोंठ, मेथी और हल्दी इन तीनों को बराबर मात्रा में पीस लें और सुबह-सुबह खाली पेट गुनगुने पानी के साथ लें, आपको बहुत लाभ मिलेगा।
- एक गिलास गुनगुने पानी में लगभग 8 से 10 चम्मच नमक डाल कर दर्द वाली जगह पर सिकाई करें। इससे आपको आराम मिलेगा।
- गाजर को पीसकर उसमें नींबू का रस मिला कर इसका सेवन करें।
- अपने भोजन में गाजर, पत्तागोभी, लौकी, मूंग दाल और अदरक को शामिल करें।
- तिल को भुन लें और हल्का दूध मिलाकर पीसकर लेप बना लें। अब दर्द वाली जगह पर लेप लगाएं, इससे आराम मिलेगा।
- गिलोय का रस पिएं इससे दर्द भी कम होगा और सूजन भी खत्म होगी।
- जामुन के छाल का लेप बना लें और जोड़ों पर लगाएं।
- अमरूद के चार-पांच पत्ते लेकर उसे पीसें उसमें थोड़ा सा काला नमक मिलाकर नियमित सेवन करें इससे गठिया में राहत मिलती है।
- गठिया के रोगी को तांबे के बर्तन का पानी खाली पेट पीना चाहिए।
- आपके आहार में पर्याप्त कैल्शियम होना चाहिए। इससे हड्डियां कमजोर पड़ने का खतरा नहीं रहता। अगर साधारण दूध नहीं पीना चाहते तो दही, चीज और आइसक्रीम खाएं। मछली, विशेषकर सलमोन (कांटे सहित) भी कैल्शियम का अच्छा स्रोत है।
- नाश्ता अच्छा करें। फल, ओटमील खाएं और पानी पिएं। जहां तक मुमकिन हो कैफीन से बचें।
- अपने आहार में 25 प्रतिशत फल व सब्जियों को शामिल करें और ध्यान रखें कि आपको कब्ज ना हो।
- फलों में सन्तरे, मौसमी, केले, सेब, नाश्पाती, नारियल, तरबूज और खरबूज आपके लिए अच्छे हो सकते हैं।
- चोकरयुक्त आटे का प्रयोग करें क्योंकि इसमें फायबर अधिक मात्रा में होता है।

- गठिया में केले का सेवन करने से भी लाभ होता है कुछ डॉक्टरों का मानना है कि गठिया से पीड़ित रोगी को प्रतिदिन आठ से नौ केले दिये जा सकते हैं।
- शरीर में यूरिक एसिड की मात्रा बढ़ने पर खीरे के रस में गाजर चुकन्दर और अजवायन के पत्तों का रस मिलाकर देने से शरीर में यूरिक एसिड की मात्रा में कमी होती है।
- यूरिक एसिड की मात्रा कम करने में सेब का उपभोग भी लाभदायक है। सेब को उबालने के बाद इसकी जैली को दर्द और सूजन वाले स्थान पर लगाने से रोगी को आराम मिलता है।
- गठिया में आलू के छिलके का सेवन भी कारगर है।
- गठिया के रोगी को वसायुक्त भोजन या ऐसे पदार्थ जिनसे शरीर में वायु का प्रकोप होता है का उपभोग नहीं करना चाहिए।
- गठिया के रोगी को अचार, ईमली, सिरका आदि किसी भी प्रकार की खट्टी चीजों का सेवन करने से बचना चाहिए।
- अंकुरित अन्न का प्रयोग गठिया में लाभदायक है।
- प्याज खाने एवं उसके रस का प्रयोग करने से भी गठिया में राहत मिलती है।
- गठिया में पुदीने के उपयोग से भी राहत मिलती है। पुदीने के कुछ पत्ते को एक गिलास पानी में डालकर उबालें जब पानी आधा रह जाये तो रोगी को दिन में दो बार पीने के लिए दें।
- अदरक के रस में घी या शहद मिलाकर पीने से भी कमर, जांघों तथा अन्य दर्दों में राहत मिलती है।
- गठिया में नींबू का प्रयोग भी उपयोगी है ठंडे या गर्म पानी में नींबू का रस मिलाकर पीना चाहिए।

दर्द से राहत पहुंचाने वाले घरेलू नुस्खे

- दर्द के समय आप सन बाथ ले सकते हैं।
- 5 से 10 ग्राम मेथी के दानों का चूर्ण बनाकर सुबह पानी के साथ लें।
- 4 से 5 लहसुन की कलियों को एक पाव दूध में डालकर उबालकर पिएं।
- लहसुन के रस को कपूर में मिलाकर मालिश करने से भी दर्द से राहत मिलती है।
- लाल तेल से मालिश करना भी आरामदायक होता है।
- गर्म दूध में हल्दी मिलाकर दिन में दो से तीन बार पिएं।
- शरीर में पानी की मात्रा संतुलित रखें।
- जोड़ों के दर्द से बचने के लिए सबसे अच्छा योगासन है गोमुखासन। ❖

जब सताए हड्डियों का दर्द

आमतौर पर लोग हड्डियों को मजबूत रखने के लिए विटामिन सप्लीमेंट का सेवन करते हैं, जबकि हम रोज के आहार से ही अपनी हड्डियों को मजबूत बना सकते हैं। हड्डियों को मजबूत और सेहतमंद बनाए रखने के लिए खास पोषण की जरूरत होती है। हड्डियों की मजबूती के लिए कैल्शियम और विटामिन डी जरूरी हैं, यह तो सभी जानते हैं, लेकिन मैग्नीशियम, प्रोटीन, ओमेगा-3 फैटी एसिड, विटामिन ए, सी और 'के' भी हड्डियों के लिए जरूरी है। हड्डियों को मजबूत रखने का सबसे अच्छा उपाय रोज दूध पीना है। मगर यदि आपको दूध पीना पसंद नहीं है, तो इन चीजों के सेवन से भी हड्डियों को मजबूत बनाया जा सकता है।

दूध- दूध हड्डियों को मजबूत बनाए रखने में एक महत्त्वपूर्ण भूमिका निभाता है। यह कैल्शियम का समृद्ध स्रोत है। कुछ दूध उत्पादकों द्वारा दूध में विटामिन डी मिलाया जाता है जो कैल्शियम के अवशोषण को बढ़ावा देता है। एक वयस्क शरीर को कम से कम 1000 मि.ग्रा. कैल्शियम की आवश्यकता होती है। इसके लिए रोज 600 मि.ली. दूध या दूध से बने उत्पादों का सेवन करना चाहिए।

सादा दही-दूध की तरह दही भी कैल्शियम से भरपूर है और कुछ उत्पादक इसमें विटामिन डी मिलाते हैं जो कैल्शियम के अवशोषण को बढ़ावा देने के लिए आवश्यक होता है। दही प्रोटीन का एक स्रोत है जो शरीर में ऊतकों का निर्माण और मरम्मत में मदद करता है।

हरी पत्तेदार सब्जियां- पालक और गोभी की तरह हरी पत्तेदार सब्जियों में विटामिन सी और सेलेनियम खनिज होता है। सेलेनियम में एंटीऑक्सीडेंट गुण हैं जो हड्डियों और जोड़ों के स्वास्थ्य का समर्थन करने के लिए मदद करता है।

अंजीर– अंजीर में वे मिनरल्स और विटामिंस होते हैं, जो हड्डियों की सेहत के लिए जरूरी हैं। एक कप अंजीर में करीब 180 मिलीग्राम कैल्शियम के अतिरिक्त विटामिन सी और 'के' भी होता है। ताजा अंजीर में कैलोरी कम होती है और फायबर ज्यादा। इसलिए दो अंजीर रोजाना खाएं।

पालक– इसमें कैल्शियम के अलावा विटामिन ए, सी और के होता है। आयरन भी खूब होता है। इसमें कैलोरी की मात्रा काफी कम होती है।

संतरे का रस– संतरे में विटामिन सी भरपूर होता है, जो कोलेजन बनने के लिए जरूरी होता है और हड्डियों की सेहत बनाये रखने में योगदान देता है। संतरा विटामिन ए का भी अच्छा स्रोत होता है, जो हड्डियों के विकास और कोशिकाओं के बढ़ने में मदद करता है।

जैतून का तेल– हाल ही में हुए शोध में सामने आया है कि जैतून के तेल में बने भोजन के साथ एक फल का सेवन करने से हड्डियां मजबूत होती हैं तथा जैतून के तेल के सेवन से ऑस्टियोपोरोसिस में कमी आती है।

अन्य सलाह

- कैल्शियम मिश्रित अनाज में उच्च मात्रा में तंतु होते हैं और शक्कर कम होती है। एक कप पाश्चराइज्ड दूध हड्डियों और जोड़ों के स्वास्थ्य के लिए आवश्यक सभी पोषक तत्त्वों के दैनिक मूल्य प्रदान करता है।
- प्रोटीन हड्डियों के लिए उपयुक्त कोलेजन फायबर के उत्पादन में मदद करता है। पर्याप्त मात्रा में प्रोटीन का सेवन हड्डियों के स्वास्थ्य के लिए महत्त्वपूर्ण है। मुर्गी, मछली, कम चरबी या चरबी मुक्त डेयरी खाद्य पदार्थ, सुखा मेवा खाएं।
- ऐसे फल और सब्जियां चुने जिनके रंग इन्द्रधनुष के रंगों के समान हो जैसे हरा, लाल, नारंगी, नीला और पीला। इसलिए संतरा, ककड़ी, गाजर, स्ट्रॉबेरी और ब्लूबेरी खाएं। फल और सब्जियां और उनमें शामिल खनिज नीचे दिए गए हैं।

  मैग्नीशियम– पालक, भिंडी, टमाटर, आलू, बीट, रतालू और किशमिश।

  पोटैशियम– किशमिश, आलू, टमाटर, पालक, रतालू, पपीता, संतरा और केला।

  विटामिन सी– अनानास, अंगूर, स्ट्रॉबेरी, ब्रोकली, पपीता और संतरा।

  विटामिन के–पालक।
- नमक कम मात्रा में खाएं। ज्यादा नमक हड्डियों को भंगुर कर सकता है।

- शराब, चाय, कॉफी और कोल्ड ड्रिंक का कम मात्रा में सेवन करें।
- अपना वजन काबू में रखें। तेज गति में वजन घटाने के पीछे न लगें जिससे ऑस्टियोपोरोसिस का खतरा बढ़ जाता है।

अन्य सुझाव

सही खान-पान से तो हड्डियां मजबूत बनती ही है पर और भी कई सरल उपाय हैं जिन्हें अपनाकर आप अपने को तंदरुस्त और हड्डियों को मजबूत रख सकते हैं क्या है वो उपाय आइए जानते हैं।

बचपन से ही लें कैल्शियम

आजकल देखा गया है कि स्कूल जाने वाले और पढ़ाई करने वाले बच्चे बिल्कुल भी दूध पीना पसंद नहीं करते, जिस वजह से उनकी हड्डियां भविष्य में जल्दी खराब हो सकती हैं, साथ ही बिगड़ती जीवनशैली, जंक फूड, बढ़ता वजन, घटती आउट डोर एक्टिविटी का असर बच्चों में भी देखने को मिलता है। बच्चों में हड्डी की कमजोरी को रिकेट्स कहते हैं, जबकि बड़ों में इसे ऑस्टियोमैलेशिया व ऑस्टियोपोरोसिस कहा जाता है। बच्चों में रिकेट्स विटामिन डी, कैल्शियम की कमी तथा पूर्ण रूप से सूर्य की किरणें न मिल पाने के कारण होता है। इसके अलावा आंतों द्वारा भोजन का अपर्याप्त अवशोषण, फास्फोरस की कमी तथा गुर्दो व जिगर के रोग भी रिकेट्स का कारण हो सकते हैं। प्रायः छह माह से दो वर्ष की उम्र में यह रोग अधिक होता है। इससे बच्चों की लम्बाई भी कम हो जाती है।

क्या करें...

- अगर माता-पिता में से किसी को ऑस्टियोपोरोसिस है तो वे अपने बच्चों के पर्याप्त खान-पान और स्वस्थ दिनचर्या पर शुरुआत से ध्यान दें।
- बच्चों को उचित मात्रा में कैल्शियम एवं प्रोटीनयुक्त आहार दें। बढ़ती उम्र में बच्चों को कम से कम 1300 मि.ग्रा. कैल्शियम अवश्य दें।
- बच्चों को घर से बाहर खेलने के लिए प्रेरित करें। ❖

डायबिटीज में क्या खाएं?

डायबिटीज कहने को भले ही एक रोग हो परंतु इसके कारण शरीर में और अन्य रोग भी पैदा होने लग जाते हैं इसलिए इससे निपटना बहुत जरूरी है। अपने आहार से इसे कैसे करें नियंत्रित? जानिए।

1. **मेथी**– मेथी का सेवन करना डायबिटीज के रोगियों के लिए अच्छा रहता है। डॉक्टर्स का मानना है कि मेथी का सेवन रक्त में शर्करा की मात्रा को नियंत्रित करता है।
2. **टमाटर**– टमाटर का सेवन मधुमेह के रोगियों के लिए बहुत अच्छा माना जाता है। यदि प्रतिदिन सुबह खाली पेट टमाटर के रस में नमक और काली मिर्च मिलाकर पिया जाए तो वह बहुत ही लाभकारी होता है।
3. **टोंड दूध**– दूध कार्बोहाइड्रेट और प्रोटीन का बहुत अच्छा स्रोत तो है ही, साथ ही यह डायबिटीज के नियंत्रण में भी सहायक होता है। इसलिए डायबिटीज के रोगी यदि दिन में दो बार दूध का सेवन करें तो वह बहुत फायदेमंद होगा साथ ही इस बात का ध्यान अवश्य रखें कि दूध टोंड ही हो।
4. **बादाम**– बादाम के सेवन से भी रक्त में शर्करा की मात्रा को नियंत्रित किया जा सकता है। अगर बादाम को रात भर पानी में भिगो कर यदि सुबह इसे खाया जाए तो वह अधिक फायदेमंद होता है।
5. **फायबर युक्त फल तथा सब्जियां**– डायबिटीज के रोगियों के लिए उच्च फायबर युक्त

सब्जियां जेसे- टमाटर, सेम, ब्रोकली, पालक तथा अन्य पत्तेदार सब्जियों का सेवन बहुत ही फायदेमंद हाता है। इसके साथ ही फायबर युक्त फल जैसे- अमरूद, पपीता, संतरा, नाशपाती, सेब आदि का सेवन करना चाहिए।

6. **ओमेगा-3**- ओमेगा-3 की प्राप्ति के लिए बादाम, मछली तथा सूरजमुखी के तेल से सरलता से प्राप्त किया जा सकता है। यह डायबिटीज के नियंत्रण में सहायक होता है।

7. **करेला**- डायबिटीज के रोगियों के लिए प्रतिदिन सुबह करेले का जूस पीना बहुत लाभदायक होता है तथा यह चर्म रोग व रक्त दोष में भी लाभकारी है।

8. **दालें**- दाल हमारे आहार का अभिन्न अंग है। दालों का संतुलित रूप में सेवन करने से ब्लड शुगर लेवल को कम करने में काफी मदद मिलती है।

क्या न खाएं?

1. **चीनी**- डायबिटीज के रोगियों को किसी भी रूप में चीनी का प्रयोग नहीं करना चाहिए, क्योंकि इससे खून में शर्करा की मात्रा बढ़ जाती है जो डायबिटीज के रोगियों के लिए घातक है।

2. **गुड़**- कुछ डायबिटीज के रोगी गुड़ को चीनी का अपवाद बना लेते हैं जो कि गलत है। ध्यान रखें कि गुड़ का सेवन भी डायबिटीज के रोगियों के लिए खतरनाक है।

3. **घी**- घी का सेवन भी डायबिटीज के रोगियों के लिए नुकसानदायक है, इस कारणवश उन्हें घी व घी से बने पदार्थों के सेवन से बचना चाहिए।

4. **सिगरेट तथा शराब**- धूम्रपान तथा मदिरापान जितना सामान्य व्यक्तियों के लिए घातक है, उससे कहीं अधिक ये डायबिटीज के रोगियों के लिए खतरनाक है। इस कारणवश जितना हो सके किसी भी प्रकार से सिगरेट तथा शराब के सेवन से दूर रहें।

5. **आइसक्रीम**- आइसक्रीम में काफी मात्रा में चीनी का प्रयोग किया जाता है। इस कारण से डॉक्टर्स डायबिटीज के मरीजों को आइसक्रीम न खाने की सलाह देते हैं।

6. **फुलक्रीम दूध**- डायबिटीज के रोगियों को फुलक्रीम दूध का सेवन नहीं करना चाहिए।

7. **चॉकलेट तथा मिठाइयां**- कुछ डॉक्टर्स का कहना है कि चॉकलेट तथा मिठाइयां अगर शुगर फ्री हों तो भी उसका अधिक मात्रा में प्रयोग डायबिटीज के मरीजों पर हानिकारक प्रभाव डालता है।

8. **कुछ फल व सब्जियां**– जड़, कंद, सूखे मेवे, केला, चीकू, सीताफल के सेवन से डायबिटीज के रोगियों को बचना चाहिए तथा साथ ही उन्हें अंडे तथा मांस के सेवन से भी दूर रहना चाहिए।

खाद्य पदार्थ जो करें डायबिटीज को नियंत्रित

नियंत्रण शब्द से हमारा अभिप्राय है कि मधुमेह रोग होने की संभावना को कम कर देना और यदि रोग हो ही जाए तो उस पर काबू पाकर उसे बढ़ने या हानिकर रूप धारण करने से रोकना। इस शब्द का सामान्य प्रयोग मधुमेह से बचाव और इलाज दोनों के लिए किया गया है। इस वर्ग में निम्नलिखित खाद्य पदार्थ विशेष रूप से वर्णनीय हैं:-

नींबू– इसमें विटामिन-सी की मात्रा बहुत होती है जो शरीर की संरक्षण शक्ति को बढ़ाती है और पोषित करती है। नींबू के सेवन से खून में विषाक्त एवं विजातीय द्रव्यों का नाश होता है, जिस कारण यह मधुमेह में लाभदायक होता है। इसका रस पानी में मिलाकर लेने से भोजन शीघ्र पचता है और अपचन ऐसे रोगियों की मुख्य शिकायतों में से एक है।

उड़द– सामान्य भोजन के साथ यदि उड़द का प्रयोग किया जाए तो रक्त में शर्करा की मात्रा कम हो जाती है। इसके अतिरिक्त साबुत उड़द को अंकुरित करने के बाद यदि उसका दूध (या रस) निकाल लिया जाए तो वह भी शर्करा की मात्रा के कम करने में सहायता करता है। जिन लोगों को वात प्रकृत्ति है और अपचन की शिकायत रहती है, वे जरूर इसके प्रयोग में सावधानी बरतें।

शलगम– इसमें कम मात्रा में कार्बोहाइड्रेट होता है और स्टार्च तो होता ही नहीं। इसे उबालने के बाद इसका चीनी का अंश भी प्राय: बहुत अधिक मात्रा में नहीं रहता। यह भी मधुमेह में विशेष लाभ देने वाली सब्जी है।

चना– इसका सूप विशेष रूप से शरीर की शर्करा को आत्मसात करने में सहायक होता है। चने का प्रयोग अन्य रूपों में भी, कार्बोहाइड्रेट की मात्रा कम होने और प्रोटीन अधिक होने के कारण, मधुमेह के रोगी के लिए लाभदायक है। चने का सत्त्व (रस) उन रोगियों के लिए विशेष रूप से लाभकारी रहता है जिनको इंसुलिन के इंजेक्शन पर जीवन बिताना पड़ता है। चने का रस उन लोगों द्वारा ली जाने वाली इंसुलिन की मात्रा को कम करने में सहायक सिद्ध होता है। गेहूं के आटे में चने का आटा मिलाकर बनाई गई रोटियों के सेवन से शर्करा तो कम होगी ही, साथ में शरीर का पोषण भी होगा।

खमीर– इसके प्रयोग से पैंक्रियाज को अधिक इंसुलिन पैदा करने में मदद मिलती है। वैसे भी खमीर में शर्करा की मात्रा कार्बोहाइड्रेट से कम होती है परंतु प्रोटीन अधिक होती है, जब इसकी तुलना अन्य पोषक तत्त्वों से की जाए। यह फॉस्फोरस का भरपूर भंडार है। हर लिहाज से यह गेहूं तथा अन्य अनाजों से मधुमेह रोगियों के लिए कहीं अधिक बेहतर और

लाभदायक है। **केला**- हरा कच्चा केला यदि सब्जी के रूप में प्रयोग किया जाए या पके केले को सप्रेटा दूध के साथ नाश्ते में खाया जाए तो इससे वजन कम करने में सहायता मिलेगी। सभी जानते हैं कि मधुमेह के कारक तत्त्वों में वजन का बढ़ना और मोटापा दोनों ही मुख्य हैं।

आम के पत्ते- यदि एक ग्राम आम के ताजा, कोमल पत्तों का प्रयोग दिन में तीन चार बार किया जाए तो मधुमेह के निवारण में सहायता मिलती है।

अन्य सब्जियां- मूली के पत्ते, खीरा, ककड़ी, पालक का साग, सलाद के पत्ते मौसम के अनुसार भोजन में प्रयोग किए जाएं तो इनसे मधुमेह में बचाव और इलाज दोनों ही हो सकते हैं। दूसरे, इनके पर्याप्त मात्रा में प्रयोग का लाभ यह भी होगा कि ये पेट को भर-भर सा देते हैं, जिससे अधिक अनाज खाने की इच्छा भी समाप्त हो जाती है।

सोयाबीन-इसमें प्रोटीन सब खाद्य-पदार्थों से अधिक होती है और साथ ही शर्करा पैदा करने वाले अनाजों में पाए जाने वाले कार्बोहाइड्रेट भी औसतन बहुत कम होते हैं। इसका कोई ऐसा तत्त्व अवश्य है जो मूत्र में शर्करा को कम करता है। सोयाबीन को आप दूध, सब्जी, गेहूं के साथ, सलाद में, इसे अंकुरित करके, बड़ियों के रूप में या पाउडर के रूप में- जैसे भी चाहे प्रयोग अवश्य करें। इससे आपको मधुमेह को नियंत्रित करने में बहुत मदद मिलेगी।

मधुमेह का रोगी आहार पर नियंत्रण कर मधुमेह पर पूरी तरह काबू पा सकता है। परिस्थिति एवं शरीर की अवस्था के अनुसार भोजन में परिवर्तन करना भी जरूरी है, क्योंकि रक्त में शर्करा का कम होना भी उतना ही विपत्तिकारक है। जितना कि इसका बढ़ जाना।

अन्य सुझाव

1. डायबिटीज के पेशेंट्स को बैलेंस्ड डायट लेनी चाहिए। डायबिटीज के पेशेंट्स को एक साथ ज्यादा नहीं खाना चाहिए, लेकिन तीन समय का खाना जरूर खाना चाहिए और बीच-बीच में थोड़ा-बहुत स्नैक्स भी ले सकते हैं। आपको प्रोटीन और कार्बोहाइड्रेट की संतुलित मात्रा लेनी चाहिए, कार्बोहाइड्रेट से शुगर जल्दी बनती है, जबकि प्रोटीन से धीरे-धीरे शुगर रिलीज होती है, जिससे ज्यादा देर तक पेट भरा हुआ लगता है, इस कारणवश ज्यादा खाने से बच जाते हैं।

   आपकी डायट में 55-60 प्रतिशत कैलोरी कार्बोहाइड्रेट, 15-20 प्रतिशत प्रोटीन और 15-20 फीसदी फैट होना चाहिए, ज्यादा तला-भुना न खाएं।

2. खाने में 20 प्रतिशत फायबर जरूर होना चाहिए। गेहूं से चोकर न निकालें। लोबिया, राजमा, स्प्राउट्स आदि खाएं, क्योंकि इनसे प्रोटीन और फायबर दोनों मिलते हैं।

3. एलोवेरा और आंवला का जूस लेना चाहिए। कम फैट वाला दही, दलिया या फिर

ब्राउन ब्रेड के साथ अंडा लें। इसी तरह सब्जी के साथ दाल भी लें इससे शुगर लेवल कन्ट्रोल में रहता है। यदि ब्लडप्रेशर हाई नहीं रहता तो आप कभी-कभी नमकीन बिस्किट भी खा सकते हैं।

4. जौ, काला चना, मूंग दाल और जामुन खासतौर पर फायदेमंद हैं। इनका ग्लाइसिमिक इंडेक्स भी कम है और ये पित्त के असंतुलन को कम करने के साथ-साथ शरीर के अन्दरूनी हिस्से को भी स्वस्थ रख सकते हैं।

5. ज्यादा ग्लाइसिमिक इंडैक्स वाली चीजें न लें ये जल्दी ग्लूकोज में बदल जाती हैं। इससे शुगर लेवल अचानक बढ़ जाता है। जिससे इन्सुलिन को शुगर कन्ट्रोल करने में बहुत मेहनत करनी पड़ती है। इनमें प्रमुख हैं, मैदा, सूजी, चावल, व्हाइट ब्रेड, नूडल्स, पिज्जा, बिस्किट, तरबूज, आम, सिंघाड़ा, अंगूर, केला, लीची आदि।

6. पूरी, भरवां परांठे, पकौड़े, समोसे आदि न लें। यह वजन और कोलेस्ट्रॉल बढ़ाते हैं।

7. शराब, धूम्रपान का सेवन न करें, सब्जियों में-आलू, अरबी, कटहल, जिमिकन्द, शकरकंद, चुकन्दर न खाएं इनमें स्टार्च और कार्बोहाइड्रेट ज्यादा होता है।

कैसा हो दैनिक आहार?

प्रातःकाल 10 से 10.30 बजे- एक कटोरी मट्ठा और एक-आध फल।

दोपहर का भोजन- चोकरवाली गेहूं की दो रोटियां, एक कटोरी पकी हुई सब्जी, एक कटोरी दाल, एक कटोरी दही या मट्ठा।

दोपहर बाद- सैक्रीनवाली एक कप चाय और दो-तीन फीके बिस्कुट।

रात का भोजन- चावल, खिचड़ी या रोटी, एक कटोरी पकी हुई सब्जी, एक कटोरी दही तथा सोते समय एक कप फीका दूध।

इस आहार में आवश्यकतानुसार परिवर्तन किया जा सकता है। जो लोग सारा दिन मेहनत करते हैं, उन्हें अधिक भोजन की आवश्यकता होती है। जो लोग सारा दिन कुर्सी पर बैठकर काम करते हैं, उन्हें कम भोजन की आवश्यकता होती है।

मांसाहारी लोग सुबह नाश्ते में अंडे की आमलेट या भोजन में मांस-मछली ले सकते हैं। आहार परिवर्तन सूची के अनुसार रोगी आहार में अदल-बदल कर सकता है। रोगी जितना नियंत्रित भोजन करेगा, उतना ही अच्छा होगा।

❖

अस्थमा में क्या खाएं, क्या नहीं?

कहते हैं 'सांस है तो आस है', यदि सांस ही उखड़ने लगे तो शरीर का अस्वस्थ होना स्वभाविक है, इसलिए कैसे पाएं सांस के रोगी अस्थमा से मुक्ति आइए जानते हैं।

अस्थमा के मरीज को न्यूट्रिशन के अनुसार भरपूर पौष्टिक भोजन कराना चाहिए। इन्हें खासतौर से खटाई, तेज ठण्डा, ज्यादा चिकनाई से परहेज करना चाहिए। अस्थमा के मरीज निम्न प्रकार का आहार अपनी दिनचर्या में शामिल कर सकते हैं-

- अस्थमा के लोगों को एलर्जी जल्दी होती है। अतः इन्हें ऐसी चीजों से दूर रहना चाहिए जिससे एलर्जी हो। जैसे-अंडे, मछली, तीखी महक वाली चीजें, सौन्दर्य प्रसाधन, ज यादा हरियाली, धूल-मिट्टी आदि।
- अस्थमा का अटैक होने पर मरीज को ज्यादा पानी पीना चाहिए। नारियल पानी, लस्सी, अनार व सन्तरे का जूस फायदा करता है।
- हाईफायबर और प्रोटीन से भरपूर डायट लें। सोयाबीन, दालें, ज्यादा खाएं।
- विटामिन 'बी' वाले खाद्य पदार्थ खाएं, इन्फेक्शन से बचने के लिए ज्यादा ठंडा व गरम आहार एक साथ न लें। सामान्य तापमान वाली चीजें खाएं।

- बच्चों को दमा होने पर तुलसी के कुछ पत्ते अच्छी तरह धोकर उनका पेस्ट-सा बना लें। इसे शहद में मिलाकर चटाने से बच्चों को बहुत लाभ होता है।

- रोगी बच्चे को दही, उड़द की दाल, गोभी, तेल-मिर्चों युक्त खाद्य पदार्थों का सेवन न कराएं।

- अंजीर दमा के रोगियों के लिए लाभदायक होता है। इससे बलगम बाहर निकलने में आसानी होती है। दो-तीन अंजीर गरम पानी से धोकर रात्रि को साफ बर्तन में भिगो दें। प्रात: काल नाश्ते से पूर्व उन अंजीरों को खूब चबाकर खाएं। उसके बाद वह पानी पी लें।

- अंगूर दमें के रोगी के लिए बहुत लाभदायक होते हैं। अंगूर और अंगूर का रस दोनों का प्रयोग कर सकते हैं। कुछ चिकित्सकों का तो यहां तक कहना है कि दमे के रोगी को अंगूर के बाग में रखा जाए तो शीघ्र लाभ होता है।

- दमा, जुकाम, खांसी और ब्रोंकाइटिस के रोगी को संतरे के रस में थोड़ा नमक और शहद मिलाकर देने से लाभ होता है। बलगम आसानी से निकलने लगता है।

- चौलाई के पत्तों का रस निकालकर शहद मिलाकर प्रतिदिन पीने से पुराने दमे में लाभ होता है। दमे के कारण कमजोर रोगियों के लिए चौलाई के साग का रस अमृत के समान है। चौलाई का किसी भी रूप में प्रयोग करते रहने से आदमी असमय बूढ़ा नहीं होता।

- लहसुन की एक गांठ छीलकर 120 मि.ली. असली सिरके में (सिंथेटिक सिरके में नहीं) अच्छी तरह मसल और मथकर उबालें। ठंडा होने पर उसे छान लें और उसमें बराबर मात्रा में शहद मिलाकर साफ बोतल में भरकर रखें। मेथी के काढ़े के साथ सांयकाल और सोने से पूर्व एक या दो चम्मच उक्त शरबत लेने से दमे की तीव्रता कम होती है।

- सूर्यमुखी के बीज दमा के रोगी के लिए बहुत लाभदायक होते हैं। सूर्यमुखी के बीजों के एक चम्मच चूर्ण में दो चम्मच शहद मिलाकर दिन में एक या दो बार देना चाहिए।

- शहद अपने आप में बहुत उपयोगी औषधि है। इससे स्वरयंत्र के कष्ट दूर होने में सहायता मिलती है।

- सौंफ में बलगम साफ करने के गुण विद्यमान होते हैं। यदि दमे के रोगी नियमित रूप से इसका काढ़ा इस्तेमाल करते रहें तो निश्चित रूप से लाभ होगा।

- दमे के रोगियों को दूध, पालक, चौलाई, सोयाबीन, सूखे मेवे, आंवले, गाजर, पनीर और तिल नियमित रूप से खाते रहना चाहिए। इनसे आवश्यक कैल्शियम की आपूर्ति होती रहती है।
- नींबू का रस गुनगुने जल में मिलाकर पीते रहना चाहिए।
- करेले की सब्जी अथवा रस के रूप में प्रयोग, दमें में लाभ पहुंचाता है।

कैसा हो दैनिक आहार?

प्रात:काल 5 बजे

एक गिलास गर्म पानी में 1 नींबू का रस, 2 चम्मच शहद तथा एक चम्मच अदरक का रस लेना चाहिए।

प्रात:काल 8 बजे

गाजर का रस अथवा किसी भी मौसमी फल का रस लें। गाजर के रस को स्वादिष्ट तथा अधिक पौष्टिक बनाने के लिए उसमें अदरक का रस, पोदीने का रस, टमाटर का रस, चुकन्दर का रस मिलाया जा सकता है।

प्रात:काल 11 बजे

दो रोटी, एक कटोरी उबली हुई सब्जी, एक कटोरी सब्जियों का सलाद, एक कटोरी दही, 2 बड़े चम्मच अंकुरित अनाज।

दोपहर 2 बजे

रसदार फल

शाम 4.30 बजे

सब्जियों का सूप।

शाम 6.30 बजे

मौसम के फल 500 ग्राम

शाम 7 बजे

अंकुरित अनाज।

एक सप्ताह तक उपर्युक्त आहार लेने के बाद रोगी अपना साधारण दैनिक आहार ले सकता है, किंतु उसे सावधानीपूर्वक उन चीजों को, जिनका उसे परहेज बताया गया है, अपने आहार से निकाल देना चाहिए। इस प्रकार का आहार पौष्टिक होता है। यदि रोगी को यह आहार पसन्द आ जाए और वह इसे लेता रहे, तो उसको अस्थमा से पूर्ण मुक्ति मिल सकती है। यह आहार योजना वर्ष में कभी भी ली जा सकती है किंतु इसके लिए सर्वोत्तम समय गर्मी का मौसम है।

चूंकि अधिकांश व्यक्तियों के लिए उपर्युक्त आहार अधिक अवधि तक लेना संभव नहीं होगा, अतः वे हर महीने में प्रत्येक सप्ताह के लिए यह आहार अपना सकते हैं। इससे शरीर की रोग प्रतिरोधक क्षमता बढ़ेगी तथा शरीर के महत्त्वपूर्ण अंगों को शक्ति मिलेगी, जिससे वे अपना काम साधारण तरीके से कर सकेंगे। जिन व्यक्तियों ने इस आहार चिकित्सा को किया है, उनको इससे बहुत अधिक लाभ हुआ है तथा उनकी दवाई की मात्रा भी न के बराबर रह गई है।

आहार चिकित्सा के दौरान रोगी को दवाई लेनी बंद नहीं करनी चाहिए।

❖

उच्च रक्तचाप में क्या खाएं, क्या न खाएं?

वर्तमान समय में उच्च रक्तचाप घर-घर में पाया जाने वाला रोग बन चुका है। ऐसे में खान-पान संबंधी सावधानियां बरतना आवश्यक है। आइए जानें कि उच्च रक्तचाप में किस चीज का सेवन करना चाहिए तथा किस चीज के सेवन से बचना चाहिए?

क्या खाएं?

1. **लहसुन**- लहसुन न केवल खाने का स्वाद बढ़ाता है बल्कि अगर सुबह के समय दो-तीन लहसुन की कली को खाया जाए तो उच्च रक्तचाप में बहुत लाभ मिलता है, क्योंकि लहसुन में सेलेनियम, विटामिन सी तथा एलीसीन पाया जाता है जो रक्तचाप तथा कोलेस्ट्रॉल को नियंत्रण में रखता है।

2. **अदरक**- उच्च रक्तचाप में अदरक का सेवन भी बहुत लाभकारी होता है, क्योंकि इसमें बहुत भारी मात्रा में एंटीऑक्सीडेंट पाए जाते हैं, जो बुरे से बुरे कोलेस्ट्रॉल को नीचे लाने में काफी असरदार होते हैं। इस कारणवश रक्तसंचार भी सामान्य हो जाता है।

3. **मेथीदाना**- मेथीदाने को खाना उच्च रक्तचाप नियंत्रण में बहुत उपयोगी होता है। मेथी के दानों को रात भर पानी में भिगो कर रखें तथा सुबह उस पानी को पी लें। यह रक्तचाप को सामान्य करने के लिए बहुत लाभकारी होता है।

4. **डार्क चॉकलेट**– डार्क चॉकलेट में उच्च मात्रा में फ्लेनोल्ड होते हैं जो रक्तवाहिनियों को अधिक लचीला बनाने में भी मदद करते हैं, जिससे रक्तचाप सामान्य हो जाता है।

5. **पोटैशियम युक्त फल तथा सब्जियां**– डॉक्टरों का कहना है कि रोजाना दो हजार से चार हजार मिलीग्राम पोटैशियम के सेवन से व्यक्ति स्वयं को उच्च रक्तचाप से दूर रख सकता है।

   आलू, केला, ब्रोकली, राजमा, शकरकंदी, टमाटर, तरबूज आदि के सेवन से हमें पोटैशियम पर्याप्त मात्रा में प्राप्त होता है तथा रक्तचाप सामान्य हो जाता है। इसके साथ ही लोबिया, गोभी, कटहल, आड़ू, प्याज आदि का सेवन करें।

6. **ब्लूबेरी**– 'द अमेरिकन जनरल ऑफ क्लिनिकल न्यूट्रिशन' में प्रकाशित एक शोध के अनुसार ब्लूबेरी न केवल उच्च रक्तचाप को सामान्य करता है बल्कि इसके सेवन से हाईपर टेंशन से भी राहत मिलती है।

7. **योगर्ट**– एक कप योगर्ट में 49% कैल्शियम, 12% मैग्निशयम व 18% पोटैशियम होता है। जिसके कारण यह शरीर के लिए तो अच्छा होता ही है तथा इसके सेवन से उच्च रक्तचाप से भी राहत मिलती है।

8. **दलिया**– यह केवल अच्छा नाश्ता नहीं है बल्कि यह फायबर का एक अच्छा स्रोत भी है तथा इससे रक्तचाप नियंत्रण में भी सहायता मिलती है।

9. **चुकंदर**– चुकंदर रक्तचाप को सामान्य रहने में बहुत कारगर होता है। एक अध्ययन के अनुसार दिन में एक बार अगर चुकंदर का जूस पीया जाए तो वह उच्च रक्तचाप के लिए बहुत लाभकारी होता है।

10. **सूरजमुखी के बीज**– सूरजमुखी के बीजों में उच्च मात्रा में विटामिन ई, फायबर तथा प्रोटीन पाया जाता है। इस कारण से यह रक्तचाप को तो सामान्य करता ही है। साथ ही साथ यह हमारे हृदय के स्वास्थ्य के लिए भी अच्छा होता है। इसके साथ ही अलसी तथा सोयाबीन का सेवन भी लाभप्रद होता है।

11. **संतरा**– डॉक्टर्स का मानना है कि संतरा न केवल विटामिन सी का अच्छा स्रोत है बल्कि इससे फायबर भी पर्याप्त मात्रा में प्राप्त होता है तथा यह बड़े हुए रक्तचाप के नियंत्रण में भी सहायक होता है।

12. **वसामुक्त दूध**– एक शोध में 3000 महिलाओं पर किए गए अध्ययन में यह बात सामने आई कि जो महिलाएं नियमित रूप से वसामुक्त दूध तथा अन्य देहरी उत्पादों का सेवन करती थीं उनमें उच्च रक्तचाप की संभावना 11 प्रतिशत कम थी।

13. **गाजर**– उच्च रक्तचाप में गाजर का सेवन बहुत ही लाभकारी होता है। इसके इसी गुण के कारण यह हमारे हृदय व गुर्दे के लिए भी अच्छा होता है।

14. **पानी**– उच्च रक्तचाप के रोगियों को पूरे दिन में कम से कम 8–10 गिलास पानी का सेवन अवश्य करना चाहिए उसके साथ ही नारियल पानी व नींबू पानी का सेवन भी लाभकारी होता है।

क्या न खाएं?

1. **नमक**– उच्च रक्तचाप के रोगियों के लिए नमक का सेवन बहुत ही घातक होता है। इसलिए जितना हो सके नमक से दूर रहें। दिनभर में आधा चम्मच नमक पर्याप्त है। इसके साथ ही यह भी आवश्यक है कि सेंधा नमक का सेवन करें।

2. **अचार**– किसी भी खाद्य पदार्थ के संरक्षण के लिए नमक का सेवन आवश्यक होता है। जब भी अचार बनाया जाता है तो उसमें नमक का प्रयोग अवश्य किया जाता है। इस कारणवश उच्चरक्तचाप के रोगियों को अचार का सेवन नहीं करना चाहिए।

3. **चीनी**– अधिक मात्रा में चीनी के सेवन से मोटापा बढ़ता है जो उच्च रक्तचाप के लिए बहुत ही घातक है। रक्तचाप नियंत्रण में रहे इसके लिए आवश्यक है कि आप अधिक मीठे पदार्थों के सेवन से बचें।

4. **कॉफी**– कॉफी के सेवन के बारे में कुछ डॉक्टरों का मानना है कि कॉफी के सेवन से रक्तचाप बढ़ जाता है इसी कारणवश उच्च रक्तचाप के रोगियों को कॉफी का सेवन नहीं करना चाहिए।

5. **शराब**– डॉक्टर्स का ये कहना है कि यदि कोई व्यक्ति अधिक मात्रा में एल्कोहल का सेवन करता है तो वह उसके रक्तचाप को और अधिक बढ़ा सकता है।

6. **संरक्षित खाद्य पदार्थ**– उच्च रक्तचाप के रोगियों को ऐसे किसी भी प्रकार के खाद्य पदार्थ का सेवन नहीं करना चाहिए जो संरक्षित करके रखे गए हों जैसे– मीट, सूप, सॉस इत्यादि, क्योंकि इसमें नमक उच्च मात्रा में होता है जिसके कारण यह रक्तचाप को बढ़ा सकता है।

7. **चीज**– चीज में काफी मात्रा में नमक होता है जो उच्चरक्तचाप के लिए बहुत घातक होता है। इसके साथ ही उच्च रक्तचाप के रोगियों को किसी भी प्रकार के फास्ट फूड के सेवन से भी बचना चाहिए।

उच्च रक्तचाप में दैनिक आहार

प्रात:काल 5:30 बजे

24 घंटे पहले भिगोए हुए गेहूं को एक गिलास पानी में एक नींबू का रस तथा दो चम्मच शहद मिलाकर लें।

प्रात:काल 7:30 बजे

दो बड़ी प्याज तथा दो-तीन लहसुन की कलियों से निकाला गया रस पिएं।

प्रात:काल 9 बजे

मौसमी सब्जियों का रस जैसे खीरा, गाजर, टमाटर तथा लौकी, जिसमें 7 आंवलों तथा अदरक का रस मिलाया गया हो। (रस किसी एक सब्जी का अथवा उपर्युक्त सभी सब्जियों का निकाला जा सकता है।

प्रात:काल 11 बजे

गेहूं की दो रोटी, एक कटोरी उबली हुई सब्जियां, जिसमें बहुत ही कम नमक हो, यदि बिना नमक का भोजन आपको अरुचिकर लगे तो एक कटोरी अंकुरित दालें, सब्जियों से बना एक कटोरी सलाद तथा एक कटोरी दही ले लें।

दोपहर 12:30 बजे

बिना नमक का एक बड़ा गिलास मट्ठा लें।

दोपहर 4:30 बजे

मौसमी सब्जियों से निकाला गया एक गिलास रस पिएं।

शाम 7 बजे

मौसमी फल जैसे नाशपाती, चीकू, जामुन, रसभरी, खरबूज, मीठा नींबू, सेब, अमरूद, अनन्नास आदि लिए जा सकते हैं। प्रारंभिक सात दिनों के बाद अन्य चीजें शामिल की जा सकती हैं।

❖

निम्न रक्तचाप में क्या खाना चाहिए?

निम्न रक्तचाप में हमें किस प्रकार का भोजन ग्रहण करना चाहिए जिससे हमें लाभ हो आइए जानते हैं:-

आहार में पोषक तत्त्वों की बढ़ोतरी

पोषक तत्त्वों और फोलेट की कमी शरीर में पर्याप्त लाल रक्त कोशिकाओं (एनीमिया) को पैदा होने से रोकती है जिससे लो ब्लड प्रेशर हो जाता है। आहार में पोषक तत्त्वों और फोलेट को बढ़ाकर आप लो ब्लड प्रेशर को सामान्य कर सकते हैं।

विटामिन बी -12 में उच्च खाद्य पदार्थ

विटामिन बी -12 में उच्च खाद्य पदार्थ का सेवन करके आप लो ब्लड प्रेशर को सामान्य कर सकते हैं। बहुत कम विटामिन बी -12 होने से एनीमिया हो सकती है, जिससे लो ब्लड प्रेशर हो सकता है। विटामिन बी -12 में उच्च खाद्य पदार्थों में अंडे, गढ़वाले अनाज और बीफ शामिल हैं।

थोड़ी-थोड़ी मात्रा में खाएं

लो बीपी वाले, आहार में क्या खाएं, क्या नहीं खाएं? यह जानने से ज्यादा जरुरी है कि वह कितना और कब खाएं। अगर आप दिन में केवल 3 टाइम ही खाना खाते हैं तो इसे

बढ़ा कर 6 टाइम कर लें। जी हां, दिन भर में छोटे–छोटे मील लीजिये और खाने के बीच में लंबा गैप मत कीजिये। ऐसा नियमित करने से आपको लो ब्लड प्रेशर की चिंता नहीं होगी।

नमक खाइये

सेहत के लिये ज्यादा नमक खाना खतरनाक होता है। गर्मियों में हाइपरटेंशन गंभीर स्वास्थ्य जटिलताओं के कारण हो सकता है। इससे आपके हृदय और मस्तिष्क को नुकसान पहुंच सकता है। कम रक्तचाप का इलाज करने का सबसे अच्छा तरीका है कि आप अपने आहार में नमक का सेवन बढ़ाएं।

फल व सब्जियों का जूस

सब्जियों व खट्टे फलों के जूस का सेवन करें। इनमें चाहें तो शहद भी मिलाया जा सकता है। ब्लड प्रेशर लो होने की स्थिति में इन जूस का सेवन लाभदायक होता है।

तुलसी की पत्तियां

तुलसी की पत्तियां लो ब्लड प्रेशर के इलाज में प्रभावी है। तुलसी की कुछ पत्तियों को मसलकर इनका जूस बना लें। इसमें एक टी स्पून शहद मिला लें। इसे सुबह खाली पेट लें। तुलसी में पोटैशियम, मैगनीशियम और विटामिन सी होता है जिससे ब्लड प्रेशर रेगुलेट रहता है।

कॉफी

यदि आपको लगता है कि आपका ब्लड प्रेशर कम है और आपको कमजोरी महसूस हो रही है तो आधा कप स्ट्रॉंग कॉफी पिएं। इससे ब्लड प्रेशर तुरंत बढ़ जाएगा।

खूब सारा लिक्विड पीजिये

आपको दिनभर में कम से कम 2 से 3 लीटर पानी पीना होगा। इसके अलावा नारियल पानी, बेल का शर्बत और आम का पन्ना भी पीजिये। इससे आपको जरूरभर का electrolytes मिलेगा जो कि शरीर में पानी को बैलेंस कर के रखेगा। डिहाईड्रेशन की वजह से ब्लड प्रेशर गिरने लगता है। आपको इन दिनों अनार का जूस पीना चाहिये जिससे शरीर को एंटीऑक्सीडेंट मिले।

बादाम मिल्क

रातभर 5–6 बादाम को भिगो कर रखें। सुबह इसका पेस्ट बनाएं और दूध में उबाल कर पी जाएं। इसे रोजाना पिएं और ब्लड प्रेशर को गिरने से बचाएं। इस दूध मे बिल्कुल भी फैट और कोलेस्ट्रॉल नहीं होता। यहां तक कि यह ओमेगा 3 फैटी एसिड और हेल्दी फैट से भरा होता है।

मुनक्का

मुनक्के में मौजूद आयरन और साथ ही बी कॉम्पलेक्स विटामिन एनीमिया के इलाज में मदद करते हैं। मुनक्के में मौजूद कॉपर लाल रक्त कोशिकाओं के उत्पादन में मदद करता है। रात को 3–4 मुनक्के को पानी में भिगो दें और सुबह उसे दूध के साथ उबाल कर पिएं। यह आपके रक्त प्रवाह को ठीक करता है।

अन्य उपाय

1. 50 ग्राम देशी चने व 10 ग्राम किशमिश को रात में 100 ग्राम पानी में किसी भी कांच के बर्तन में रख दें। सुबह चनों को किशमिश के साथ अच्छी तरह से चबा-चबाकर खाएं और पानी को पी लें। केवल किशमिश का प्रयोग भी कर सकते हैं।
2. छाछ में नमक, भुना हुआ जीरा और हींग मिलाकर, इसका सेवन करते रहने से भी ब्लड प्रेशर नियंत्रित रहता है।
3. दालचीनी के पॉउडर को प्रतिदिन गर्म पानी के साथ लेने से भी आपको इस समस्या में लाभ मिल सकता है, इसके लिए सुबह-शाम यह प्रयोग करें।
4. लो-बीपी के कारण अगर चक्कर आने की शिकायत हो, आंवले के रस में शहद मिलाकर खाने से बहुत जल्दी राहत मिलती है। इसके अलावा आंवले का मुरब्बा भी ब्लडप्रेशर के रोगियों के लिए एक बेहतर विकल्प है।
5. खजूर को दूध में उबालकर पीने से भी निम्न रक्तचात की समस्या में लाभ होता है। आप खजूर खाकर भी दूध पी सकते हैं।
6. अदरक के छोटे-छोटे टूकड़े करके, उनमें नींबू का रस और सेंधा नमक मिलाकर रख दें। अब इसे प्रतिदिन भोजन से पहले थोड़ी-थोड़ी मात्रा में खाते रहें। दिनभर में 3 से 4 बार भी इसका सेवन आप कर सकते हैं। ऐसा करने से रक्तचाप की समस्या कुछ ही दिनों में समाप्त हो जाएगी।
7. टमाटर के रस में थोड़ी-सी काली मिर्च और नमक डालकर पिएं। इससे कुछ ही समय में निम्न रक्तचाप में लाभ होगा।
8. लो- ब्लड प्रेशर को सामान्य बनाए रखने में चुकंदर का रस काफी फायदेमंद साबित होता है। प्रतिदिन सुबह-शाम इसका सेवन करने से एक सप्ताह में ब्लड प्रेशर में सुधार होता है।

9. इन सभी उपायों के अलावा निम्न रक्तचाप के मरीजों को पोषक तत्त्वों से भरपूर भोजन करना चाहिए, साथ ही पैदल चलना या फिर व्यायाम करना उनके लिए बेहद लाभदायक सिद्ध होता है।

लो ब्लड प्रेशर में क्या नहीं खाना चाहिए

- लो ब्लड प्रेशर वाले लोगों को प्रोसेस्ड और फ्रोजेन से बचना चाहिए।
- यह हर तरीके से हानिकारक है।
- लो ब्लड प्रेशर वाले लोगों को अपने भोजन में मसालों की मात्रा कम रखनी चाहिए।
- ज्यादा कार्बोहाइड्रेट वाले भोजन से बचें। शराब का सेवन न करें।

❖

हृदय रोगियों के लिए अहारोपचार

1. **जई**– इसे ओट भी कहते हैं। इसमें प्राइमरी वॉटर सोल्यूबल गम, बीटा– ग्लूकॉन पाया जाता है जो लिपिड को कम करता है। इसे प्रतिदिन 25 ग्राम लिया जाना चाहिए।

2. **लहसुन**– हृदय रोग पर लहसुन के लाभ को देखने के लिए बहुत सारे प्रयोग किए गए हैं। बहुत सारे अध्ययनों से पता चला है कि लहसुन कोलेस्ट्रॉल, रुष्ठ और ट्राइग्लीसेराइड को कम करने का काम करता है। लहसुन प्लेटलेट्स (Platelets) इकट्ठा होने और थ्रोमबोसिस (रक्त में प्लेक्स का बनना) से बचाता है। ये उच्च रक्तचाप को भी कम करता है। 2–3 कलियां हमें प्रतिदिन लेनी चाहिए।

3. **मेथी के दाने**– इनमें रेशा पाया जाता है। इसमें 20% म्यूसिलजस रेशा और 50% टोटल रेशा पाया जाता है। ये नैचुरल स्टेरॉयड और बाइल एसिड के स्राव को बढ़ाता है, जो हाइपोकोलेस्ट्रेलिक होते हैं अर्थात् रक्त में कोलेस्ट्रॉल कम करते हैं और यकृत में भी कोलेस्ट्रॉल की मात्रा को कम करते हैं। इसे 10–12 ग्राम प्रतिदिन लिया जाना चाहिए।

4. **सोयाबीन का दूध (सोया मिल्क)**– हृदय रोगों में व कोलेस्ट्रॉल घटाने वाले प्रभाव के रूप में, सोया मिल्क काफी असरदार है। सोया मिल्क में उपस्थित प्रोटीन, कोलेस्ट्रॉल की मात्रा को कम करता है। आप इससे दही भी बना सकते हैं। यह 300 मि.ली. (एक गिलास) प्रतिदिन लिया जाना चाहिए।

5. **अर्जुन छाल**– हृदय की देखभाल के लिए अर्जुन छाल एक बहुत ही अच्छी दवा है। ये कोलेस्ट्रॉल कम करता है और रिवर्सल में मदद करता है।

6. **ज्यादा फलों का सेवन करें**- अगला सुझाव है कि फलों का सेवन बढ़ाएं। फलों में रेशा, खनिज लवण, विटामिन और एन्टीऑक्सीडेन्ट पाया जाता है। ये सब एक हृदय रोगी के लिए फायदेमंद है। सुबह नाश्ते में फल जरूर लिया जाना चाहिए। ये दोपहर या रात के भोजन का भी हिस्सा हो सकते हैं। बीच-बीच में फलों का जूस भी लिया जा सकता है। बस आपको फल खाते समय यह सावधानी बरतनी होगी कि मधुमेह रोगी मीठे फल न खाएं तथा अधिक वजन वाले लोग केला, आम, चीकू व अंगूर जैसे उच्च कैलोरी युक्त फलों का सेवन अधिक न करें। जिनका वजन कम है (उन्हें मधुमेह नहीं है) तो वे लोग इन फलों को अधिक मात्रा में लें।

हाईकोलेस्ट्रॉल में क्या खाएं?

- कोलेस्ट्रॉल के पेशेंट को अपने वजन को काबू में रखने के लिए कम कैलोरी खानी चाहिए। तेलों का सही बैलेंस भी जरूरी है, पूरे दिन में 3-4 छोटे चम्मच तेल का सेवन काफी है। तेल बदल-बदल कर और कॉम्बीनेशन में खाएं, जैसे कि एक महीने सरसों का या सोयाबीन का, दूसरे महीने सन्फ्लावर या कनोला, तीसरे महीने अलसी का तेल या ऑलिव ऑयल।
- ऐसे खाद्य पदार्थ लें जिनमें फायबर हो, फॉलिक एसिड हो व भाप में पका खाना खाएं।
- गेहूं, ज्वार, बाजरा, जई, चना, दलिया, दालें, हरी सब्जियां, बीन्स, शलगम, अलसी खाएं, दूध, दही, पनीर, मट्ठा क्रीम निकला हुआ 2-3 बार तक लें। मेथी, लहसुन, प्याज, हल्दी, सोयाबीन, आंवला जूस, एलोवेरा जूस, वेजिटेबल जूस लें। नारियल पानी पिएं। शहद का सेवन करें।

क्या न खाएं?

- तला-भुना न खाएं, देसी घी, डालडा, मियोनीज, मक्खन न लें। बिस्किट, कुकीज, पेस्ट्री, समोसे तथा पकौड़े न खाएं।
- जंकफूड, फास्टफूड, (पिज्जा, बर्गर, चॉउमीन, ममोज) प्रोसेस्ड फूड से दूर रहें।
- फुल क्रीम वाला दूध, दही, पनीर, मक्खन न लें व मेवे युक्त मिठाई से बचें।
- नारियल व नारियल का दूध न लें इनमें तेल होता है।
- उड़द की दाल, नमक और चावल ज्यादा न खाएं, कॉफी- चाय ज्यादा न पिएं।

कैसा हो गर्भवती महिलाओं के लिये आहार?

हर महिला कि यह इच्छा होती है कि वह एक स्वस्थ बच्चे को जन्म दे। इस इच्छा को पूर्ण करने के लिए गर्भावस्था में पौष्टिक आहार का सेवन पर्याप्त मात्रा में करना बेहद जरूरी है। गर्भस्थ शिशु का विकास माता के आहार पर निर्भर होता है। गर्भवती महिला को ऐसा आहार करना चाहिए जो उसके गर्भस्थ शिशु के पोषण कि आवश्यक्ताओं को पूरा कर सके।

सामान्य महिला को प्रतिदिन 2100 कैलोरी का आहार करना चाहिए। फूड एवं न्यूट्रिशियन बोर्ड के अनुसार गर्भवती महिला को आहार के माध्यम से 300 कैलोरी अतिरिक्त मिलनी ही चाहिए। यानी सामान्य महिला कि अपेक्षा गर्भवती महिला को 2400 कैलोरी प्राप्त हो इतना आहार लेना चाहिए और विविध विटामिन्स मिनरल्स अधिक मात्रा में प्राप्त करना चाहिए।

गर्भावस्था में महिला को आहार में कौन सी चीजे लेना चाहिए और कितनी मात्रा में लेना चाहिए इसकी अधिक जानकारी नीचे दी गई है:-

1. प्रोटीन

- गर्भवती महिला को आहार में प्रतिदिन 60 से 70 ग्राम प्रोटीन मिलना चाहिए।
- गर्भवती महिला के गर्भाशय, स्तनों तथा गर्भ के विकास और वृद्धि के लिये प्रोटीन एक महत्त्वपूर्ण तत्त्व है।

- अंतिम 6 महीनों के दौरान करीब 1 किलोग्राम प्रोटीन की आवश्यकता होती है।
- प्रोटीन युक्त आहार में दूध और दूध से बने व्यंजन, मूंगफली, पनीर, चीज, काजू, बादाम, दलहन, मांस, मछली, अंडे आदि का समावेश होता है।

2. कैल्शियम

- गर्भवती महिला को आहार में प्रतिदिन 1500–1600 मिलीग्राम कैल्शियम मिलना चाहिए।
- गर्भवती महिला और गर्भस्थ शिशु की स्वस्थ और मजबूत हड्डियों के लिये इस तत्त्व कि आवश्यकता रहती है।
- कैल्शियम युक्त आहार में दूध और दूध से बने व्यंजन, दलहन, मक्खन, चीज, मेथी, बीट, अंजीर, अंगूर, तरबूज, तिल, उड़द, बाजरा, मांस आदि का समावेश होता है।

3. फॉलिक एसिड

- पहली तिमाही वाली महिलाओं को प्रतिदिन 4 मिलीग्राम फॉलिक एसिड लेने की आवश्यकता होती है। दूसरी और तीसरी तिमाही में 6 मिलीग्राम फॉलिक एसिड लेने की आवश्यकता होती है।
- पर्याप्त मात्रा में फॉलिक एसिड लेने से जन्मदोष और गर्भपात होने का खतरा कम हो जाता है। इस तत्त्व के सेवन से उल्टी पर रोक लग जाती है।
- आपको फॉलिक एसिड का सेवन तब से कर लेना चाहिए जब से आपने मां बनने का मन बना लिया हो।
- फॉलिक एसिड युक्त आहार मे दाल, राजमा, पालक, मटर, मक्का, हरी सरसो, भिंडी, सोयाबीन, काबुली चना, स्ट्रॉबेरी, केला, अनन्नास, संतरा, दलिया, साबुत अनाज का आटा, आटे की ब्रेड आदि का समावेश होता है।

4. पानी

- गर्भवती महिला हो या कोई भी व्यक्ति, पानी हमारे शरीर के लिये बहुत महत्त्वपूर्ण है। गर्भवती महिलाओं को अपने शरीर कि बढ़ती हुई आवश्यकताओं को पूरा करने के लिये प्रतिदिन कम से कम 3 लीटर (10 से 12 ग्लास) पानी जरूर पीना चाहिए। गर्मी के मौसम में 2 गिलास अतिरिक्त पानी पीना चाहिए।

- हमेशा ध्यान रखें कि आप साफ और सुरक्षित पानी पी रहे हैं। बाहर जाते समय अपना साफ पानी साथ रखें या अच्छा बोतलबंद पानी का ही उपयोग करें।
- पानी की हर बूंद आपकी गर्भावस्था को स्वस्थ और सुरक्षित बनाने में सहायक है।

5. विटामिन

- गर्भावस्था के दौरान विटामिन कि जरूरत बढ़ जाती है।
- आहार ऐसा होना चाहिए की जो अधिकाधिक मात्रा में कैलोरी तथा उचित मात्रा में प्रोटीन के साथ विटामिन कि जरूरत की पूर्ति कर सके।
- हरी सब्जियां, दलहन, दूध आदि से विटामिन उपलब्ध हो जाते हैं।

6. आयोडीन

- गर्भवती महिलाओं के लिये प्रतिदिन 200–220 माइक्रोग्राम आयोडीन की आवश्यकता होती है।
- आयोडीन आपके शिशु के दिमाग के विकास के लिये आवश्यक है। इस तत्त्व की कमी से बच्चे में मानसिक रोग, वजन बढ़ना और महिलाओं में गर्भपात जैसी अन्य खामियां उत्पन्न होती हैं।
- गर्भवती महिलाओं को अपने डॉक्टर कि सलाह अनुसार थायरायड जांच करानी चाहिए।
- आयोडीन के प्राकृतिक स्रोत हैं अनाज, दालें, दूध, अंड़े, मांस। आयोडीन युक्त नमक अपने आहार में आयोडीन शामिल करने का सबसे आसान और सरल उपाय है।

7. जिंक

- गर्भवती महिलाओं के लिये प्रतिदिन 15 से 20 मिलीग्राम जिंक की आवश्यकता होती है।
- इस तत्त्व की कमी से भूख नहीं लगती, शारीरिक विकास अवरुद्ध हो जाता है, त्वचा रोग होते हैं।
- पर्याप्त मात्रा में शरीर को जिंक कि पूर्ति करने के लिए हरी सब्जियां और मल्टीविटामिन सप्लीमेंट्स ले सकते हैं।

गर्भवती महिलाओं को आहार संबंधी निम्नलिखित बातों का ख्याल रखना चाहिए-

- गर्भवती महिला को हर 4 घंटे में कुछ खाने की कोशिश करनी चाहिए। चाहे आपको भूख न लगी हो, परन्तु हो सकता है कि आपका गर्भस्थ शिशु भूखा हो।
- वजन बढ़ने की चिंता करने के बजाय अच्छी तरह से खाने की ओर ध्यान देना चाहिए।
- कच्चा दूध न पिएं।
- मदिरापान न करें।
- कैफीन की मात्रा कम करें। प्रतिदिन 200 mg से अधिक कैफीन लेने पर गर्भपात और कम वजन वाले शिशु के जन्म लेने का खतरा बढ़ जाता है।
- गर्भवती महिलाओं को गर्म मसालेदार चीजे नहीं खानी चाहिए।
- खून की कमी से बचने के लिए अखण्ड अनाज से बने पदार्थ, अंकुरित दलहन, हरे पत्तेवाली साग, भाजी, गुड़, तिल आदि लोह तत्त्व से भरपूर खाद्य पदार्थों का सेवन करना चाहिए।
- सम्पूर्ण गर्भावस्था के दौरान गर्भवती महिला का वजन 10 से 12 किलो बढ़ना चाहिए।
- गर्भवती महिला को उपवास नहीं करना चाहिए।
- गर्भवती महिला को मीठा खाने की इच्छा हो तो उन्हें अंजीर खाना चाहिए। इसमें प्रचुर मात्रा में कैल्शियम है और इससे कब्ज भी दूर होता है।
- वेजीटेबल सूप और जूस लेना चाहिए। भोजन के दौरान इनका सेवन करें। बाजार में मिलने वाले रेडीमेड सूप व जूस का उपयोग न करें।
- गर्भवती महिला को फास्ट फूड ज्यादा तला हुआ खाना, ज्यादा तीखा और मसालेदार खाने से परहेज करना चाहिए।
- अपने डॉक्टर कि सलाह अनुसार विटामिन और आयरन की गोलियां नियमित समय पर लेनी चाहिए।

आहार जो खून बढ़ाए

शरीर में खून की कमी से स्वास्थ्य पर बहुत बुरा प्रभाव पड़ता है। इससे एनीमिया हो जाता है जिसमें शरीर पीले रंग का और बेजान सा दिखने लगता है। लोग खून बढ़ाने के लिए खूब सारी दवाएं खाते हैं पर पौष्टिक आहार लेना भूल जाते हैं। अगर आप रोज खून बनाने वाले खाद्य पदार्थों को खाएंगे तो शरीर में खून की कमी कभी नहीं होगी।

चुकंदर

यह आयरन का अच्छा स्रोत है। इसको रोज अपने खाने में सलाद या सब्जी बना कर प्रयोग करने से शरीर में खून बनता है। आपको यह भी बता दें कि इसकी जड़ में विटामिन सी और चुकंदर में विटामिन ए होता है।

हरी पत्तेदार सब्जियां

पालक, ब्रोकली, पत्तागोभी, गोभी, शलगम और शकरकंद जैसी सब्जियां सेहत के लिए बहुत अच्छी होती हैं। इससे वजन तो कंट्रोल होता ही है साथ में खून में भी तेजी से बढ़ोतरी होती है। हरी पत्तेदार सब्जियों को खाने से पेट भी ठीक रहता है।

आयरन

यह एक बहुत जरूरी मिनरल है जो हमारे शरीर के लिए जरूरी होता है। आयरन न केवल हड्डियों को मजबूती देता है, बल्कि शरीर को ऑक्सीजन भी प्रदान करता है।

आयरन की कमी एनीमिया को दावत देती है। इसको दूर करने के लिए रेड मीट, मेथी, खजूर, बादाम, आलू तथा किशमिश का खूब प्रयोग करना चाहिए।

बादाम

इसमें आयरन बहुत होता है। इसलिए अगर आप रोज एक मुट्ठी बादाम रोज खाएंगे तो आपके शरीर में 6 प्रतिशत आयरन की कमी को पूरा किया जा सकता है।

फल

एनीमिया से पीड़ित लोगों को यही सलाह दी जाती है कि वह खूब फल और सब्जियां खाएं। फल जैसे खजूर, तरबूज, सेब, अंगूर, किशमिश और अनार खाने से तेजी से खून बढ़ता है।

❖

भोजन जो दिमाग बढ़ाए

आजकल फास्ट फूड खाने वाले बच्चों को ऐसे आहार (डाइट) की जरूरत है जो शारीरिक क्षमता को बढ़ाने के साथ-साथ दिमाग को चुस्त और ध्यान को दुरुस्त कर सके। आइए, जानें उन खाद्य पदार्थों के बारे में जो आपके बच्चों के लिए जरूरी हैं।

ड्राई फ्रूट्स

प्राचीन काल के ऋषि-मुनियों ने भी स्मरण शक्ति को बढ़ाने के लिए सूखे मेवों को उपयोगी बताया है। आज आहार विशेषज्ञों की सूची में यह पहले स्थान पर है।

क्या कहते हैं आहार विशेषज्ञ?

संतुलित आहार सबके लिए जरूरी है, लेकिन एग्जाम के समय में इसका महत्त्व और ज्यादा बढ़ जाता है, क्योंकि यह मानसिक और शारीरिक दोनों प्रकार के तनावों को कम करता है। पोषक तत्त्वों का सही मात्रा में प्रयोग न केवल बच्चे की शारीरिक क्षमता को बढ़ाता है वरन उसके मन को एकाग्र, स्मरण शक्ति को तेज और सब चीजों में सामंजस्य बैठाने में सहायता करता है। ड्राई फ्रूट्स दिमाग को सक्रिय करने के साथ स्नायु तंत्र को भी कार्य करने के लिए प्रेरित करते हैं।

मनुष्य के मस्तिष्क का 70 प्रतिशत भाग अम्लीय वसा से बना है जो दिमाग की कोशिकाओं को बढ़ने में मदद करता है। इस वसा का निर्माण शरीर सामान्य आहार द्वारा नहीं कर सकता। काजू, बादाम, अखरोट, मूंगफली आदि में यह वसा अत्यधिक मात्रा में पाई जाती है। इसके अलावा इन ड्राई फ्रूट्स में मौजूद अन्य पोषक तत्त्व रक्त वाहिकाओं द्वारा भरपूर मात्रा में ऑक्सीकृत रक्त मस्तिष्क तक पहुंचाते हैं।

अखरोट में उपस्थित ओमेगा-3, ओमेगा-6, विटामिन-ई और बी-6 तंत्रिका तंत्र (नर्वस सिस्टम) के लिए आवश्यक होता है। इसके द्वारा एग्जाम में नकारात्मक विचारों से लड़ने में सहायता मिलती है। बादाम और काजू में मिलने वाले सोडियम, मैग्नीशियम और विटामिन-ई तनावमुक्त नींद लाने में भी सहायक होते हैं। ड्राई फ्रूट्स को सलाद, दूध, जूस, पराठे, गजक, टिक्की आदि किसी भी रूप में खाया जा सकता है। बच्चे एक दिन में कितने ड्राई फ्रूट्स खा सकते हैं, इसकी कोई सीमा नहीं है, लेकिन एक मुट्ठी भुने हुए ड्राई फ्रूट्स उनके लिए काफी होते हैं।

ताजे फल

अंग्रेजी में एक कहावत है (An Apple a day keeps the doctor away) प्रतिदिन एक सेब आपको बिमारियों से दूर रख सकता है। यही कारण है कि आहार विशेषज्ञ की सूची में इसका अपना एक विशेष स्थान है। नाश्ते और भोजन के बीच में बच्चे को फल देना चाहिए। एक ही तरह से फल खाते-खाते बच्चे बोर हो जाते हैं, इसलिए उन्हें फल से बनी डिशेज जैसे- पुडिंग, चाट आदि देनी चाहिए जो टेस्ट के साथ पेट को भी ठीक रख सके।

क्या कहते हैं आहार विशेषज्ञ?

फल, एंटीऑक्साइड विटामिंस और खनिज से भरे होते हैं, जो सामंजस्य बैठाने के साथ-साथ याददाश्त को भी बढ़ाते हैं। सिटरस युक्त फल जैसे- संतरा, कीनू, माल्टा, मौसंबी आपके बच्चे के दिमाग को तेज करने के साथ-साथ उसकी रोग-प्रतिरोधक क्षमता को भी बढ़ाते हैं और सर्दी तथा संक्रमण जैसी बिमारियों से भी बचाते हैं। फलों में पाया जाने वाला फॉलिक एसिड भी ऊर्जा का सर्वोत्तम स्त्रोत है जो थकान को कम करके आलस्य को दूर करता है। यह केला, स्ट्रॉबेरी के अलावा हरी पत्तेदार सब्जियों में भी पाया जाता है। एग्जाम के समय में बहुत देर-देर तक बैठने के कारण बच्चों में पेट की बीमारी हो जाती है। सेब, चीकू, अंगूर, अनन्नास में मिलने वाला ब्रोमेलीन नामक एंजाइम स्नायु तंत्र को सक्रिय कर बच्चे की एकाग्रता को बढ़ाता है।

सब्जियां और सलाद

हरी सब्जियां स्वास्थ्य के लिए अच्छी होती हैं और ताकत देती हैं, इसलिए कई पैरेंट्स एग्जाम के समय में अपने बच्चे को खूब हरी सब्जियां खिलाते हैं।

क्या कहते हैं आहार विशेषज्ञ?

सब्जियों और फल में बहुत अधिक मात्रा में एंटीऑक्साइड होता है, इसमें शरीर के लिए आवश्यक सोडियम, विटामिंस और खनिज होते हैं। सब्जियों में रफेज भी भरपूर मात्रा में होता है जो कब्ज को दूर करता है। सब्जियों का रंग उसमें पाए जाने वाले खनिज और

विटामिंस की ओर इशारा करता है। सब्जी का रंग जितना गहरा होगा उसमें उतने ही अधिक पोषक तत्त्व और एंटीऑक्साइड होंगे। आपके बच्चे के खाने में अलग-अलग रंग की सब्जियां खनिज और विटामिंस की विभिन्नता को दिखाती है। इसलिए उनके खाने में प्रतिदिन गाजर, मूली, खीरा, टमाटर, गोभी, हरी-लाल-पीली शिमला मिर्च, ब्रोकली, पालक, मेथी जरूर होनी चाहिए। यही सच्चाई फलों के साथ भी है।

बच्चों को गाजर भरपूर मात्रा में देना चाहिए, क्योंकि गाजर में उपस्थित बीटा कैरोटीन एक अच्छा एंटीऑक्सीडेंट होता है, जो थकी आंखों को पोषण देने के साथ-साथ तंत्रिका-तंत्र को पोटैशियम भी पहुंचाता है।

हरी सब्जियां आयरन का भी महत्त्वपूर्ण स्रोत हैं जो एलर्जी के साथ-साथ पढ़ाई में भी ध्यान केंद्रित करने में सहायता करता है। दुर्भाग्य से बहुत सारे बच्चे सब्जियां खाना पसंद नहीं करते, इसलिए उन्हें अलग-अलग तरीकों से सब्जियां देनी चाहिए। उबली हुई या धीमी आंच पर पकी हुई सब्जी और करी उनके लिए सर्वश्रेष्ठ होती है। इसके अलावा उन्हें रायता और रसम (साउथ इंडियन सूप) के रूप में सब्जियां दी जा सकती हैं या फिर कम तेल में बना पराठा भी उनके लिए उत्तम है।

प्रोटीन

अधिकतर पैरेंट्स एग्जाम के समय में अपने बच्चों को प्रोटीनयुक्त भोजन देते हैं। प्रोटीन एमीनो एसिड में टूट जाता है जो तंत्रिका-तंत्र के संचालन में सहायक होता है। एमीनो एसिड के स्रोत हैं- दूध और दूध से बनी चीजें, अंडे, बींस, अंकुरित अनाज, हरी पत्तेदार सब्जियां, ड्राई फ्रूट्स, सोयाबीन, मछली और मुर्गा।

प्रोटीन के कुछ अन्य स्रोत हैं- पोलिट्री, मछली, दूध व अनाज से बनी चीजें। प्रोटीन के अतिरिक्त इनमें विटामिन बी-5, बी-6 और बी-12 भी होता है। ये प्रोटीन और विटामिंस एन्जाइम और कैमिकल को तंत्रिका में गति उत्पन्न करने में सहायता करते हैं।

क्या कहते हैं आहार विशेषज्ञ?

मस्तिष्क को सक्रिय बनाने में प्रोटीन युक्त भोजन महत्त्वपूर्ण है। प्रोटीन को खाने से प्राप्त करने का सबसे अच्छा तरीका है प्रोटीन पदार्थों को भूनकर खाना। पकाने से उनमें स्थित प्रोटीन तो खत्म हो ही जाता है साथ ही ऐसा खाना खाने के बाद बच्चे को सुस्ती भी आती है।

पानी और जूस

आखिरी और सबसे महत्त्वपूर्ण रत्न है पानी और जूस, जिसे सभी पैरेंट्स अपने बच्चे को एग्जाम के समय में भरपूर मात्रा में देते हैं।

क्या कहते हैं आहार विशेषज्ञ?

हमारे शरीर का 70 प्रतिशत भाग पानी है और यह तंत्रिका तंत्र को सक्रिय करने के लिए भी आवश्यक है। पानी की कमी से होने वाली बिमारियां भी बच्चे के ध्यान को भटकाती हैं, इसलिए भरपूर मात्रा में पानी पीना जरूरी है। हमारा शरीर किसी भी रूप में पानी को ग्रहण कर लेता है।

किन चीजों से बचना चाहिए?

अधिकतर बच्चे चिप्स, नमकीन, नूडल्स, चॉकलेट, पीजा, पकौड़ा, पापड़, कोला आदि बहुत पसंद करते हैं और कुछ दोस्तों की संगत में इसे लेना शुरू कर देते हैं। इस तरह के नाश्ते से इनका संतुलित आहार छूट जाता है। कुछ बच्चे ऐसे भी होते हैं जो चटनी और ब्रेड खाकर रह जाते हैं या अचार ही खा लेते हैं। ये सारी चीजें रिफाइंड आटे, मसाले और कैमिकल फ्लैवर से बनी होती हैं। इनमें कैलोरी नाम मात्र की होती है। ये खाद्य पदार्थ देर से पचने वाले और पेट में गैस पैदा करने वाले होते हैं। इनका अत्यधिक उपयोग नकारात्मक भावनाओं के साथ तनाव भी लाता है। अगर आपका बच्चा ऐसे खाद्य पदार्थ को बहुत अधिक पसंद करता है तो उसे रोकें।

इसके अतिरिक्त एक और खाद्य पदार्थ है कैफीन, जिससे एग्जाम के समय बचना चाहिए और वह है कॉफी, चाय और चॉकलेट में पाया जाने वाला कैफीन। एक किशोर को सिर्फ एक या दो कप चाय या कॉफी पीनी चाहिए। ज्यादा मात्रा में इसका सेवन करने से चिड़चिड़ापन, सिर दर्द आदि समस्याएं उत्पन्न हो जाती हैं। इसके अलावा तले-भुने, मसाले वाले खाने से बचना चाहिए। लेकिन इन सब चीजों से अलग कुछ और भी चीजें हैं जो बच्चे को पढ़ाई में ध्यान केंद्रित करने में सहायता करती हैं। डॉ. अरुणा ब्रूटा के शब्दों में कहें तो, माता-पिता का अपने बच्चे को दिन में सिर्फ दो बार गले लगाकर उसे चूमना दुनिया का सबसे बड़ा टॉनिक है जो उसे भावनात्मक सुरक्षा के साथ पढ़ाई में भी मन लगाने में मदद करता है।

एग्जाम के समय में आसानी से हजम होने वाला भोजन सबसे उत्तम होता है, साथ ही यह दिमाग को चुस्त-दुरुस्त रखता है। आपके बच्चे के आहार (डाइट) में कार्बोहाइड्रेट, प्रोटीन और जरूरी वसा संतुलित मात्रा में होना चाहिए। आहार में कार्बोहाइड्रेट की अत्यधिक मात्रा खून में शुगर की मात्रा को ज्यादा करती है, जिससे बच्चा चीजों को भूल-सा जाता है, इसलिए प्रोटीन के साथ कार्बोहाइड्रेट अधिक नहीं देना चाहिए। उदाहरण के लिए एक रोटी, एक अंडा, एक गिलास दूध, कोई भी एक मौसमी फल और कुछ मेवे से संतुलित आहार पूरा होता है। खाने में रेशेयुक्त (रफेज) पदार्थ शामिल करना भी जरूरी है, क्योंकि इससे रक्त में शर्करा की मात्रा संतुलित रहती है। आप इस बात से आश्वस्त हैं कि आपका बच्चा जो खा रहा है उसमें उपस्थित ग्लूकोज की मात्रा उसके दिमाग तक पहुंच रही है। तीन बड़े आहार अपने बच्चे को देने से अच्छा है उसे पांच-छः छोटे-छोटे आहार दें। बीच-बीच में आप उसे फल, सलाद, जूस, सूप, पोहा या उपमा भी दे सकते हैं और ध्यान रहे नाश्ता पूरे दिन के खाने का महत्त्वपूर्ण भाग है। ❖

कैसा हो तनावरहित भोजन?

आज हम जिस प्रकार की जीवन शैली अपना रहे हैं, उसमें तनाव आना वाजिब है। तनाव में रहने के कई कारण हो सकते हैं जो शारीरिक, मानसिक, भावनात्मक, व्यक्तिगत व सामाजिक रूप से आपको परेशान करते हैं। आज जिस प्रकार की आधुनिक दिनचर्या हम अपना रहे हैं वह भी तनाव की स्थिति बढ़ाता है।

तनाव के कारण

- व्यायाम की कमी के कारण बहुत-सी बीमारी जैसे- मोटापा, रक्तचाप, डायबिटीज, जोड़ों के दर्द की समस्या, पेट संबंधी बिमारियां शरीर में जगह बना लेती हैं। इससे शरीर के भीतर परिवर्तन होते हैं व परेशानी बढ़ती है। यह भी तनाव का कारण बनता है।

- आज हम जैसी जीवनशैली अपना रहे हैं, इनमें फास्ट फूड कल्चर का समावेश हो चुका है। फास्ट फूड न केवल मोटापे का कारण बनता है, बल्कि पोषण भी नहीं देता, जिससे तनाव उत्पन्न होता है।

- चाय, कॉफी, शराब व धूम्रपान भी शरीर में तनाव बढ़ाते हैं। इन सबसे बचने के लिए हमें तनावरहित भोजन को अपनाना चाहिए।

- सुबह उठते ही बिना ब्रश किए मौसम के अनुसार गर्मियों में ताजा व सर्दियों में गुनगुना जल तीन से चार गिलास पीना चाहिए। इस क्रिया को ठीक बारह घंटे बाद दोहराना चाहिए। दिन भर में 16-20 गिलास जल पीना चाहिए।

- पानी को खाना और भोजन को पीना चाहिए, अर्थात् पानी को घूंट-घूंट करके धीरे-धीरे व भोजन को खूब चबाकर खाना चाहिए।
- दैनिक क्रिया से निवृत्त होकर रात की भीगी हुई किशमिश, मुनक्का, अंजीर 20:10:1 के अनुपात में चबाकर खाना चाहिए व उसका पानी भी पीना चाहिए।
- सुबह के नाश्ते में केला व मौसमी के फलों का प्रयोग करें।
- गाजर के रस में कच्ची हल्दी का रस मिलाकर उसका सेवन दिन में एक बार करना चाहिए। इससे तनाव में राहत मिलेगी।
- दूध में खजूर डालकर इसे उबाल लें और खजूर को दूध के साथ चबाकर खाएं।

इन चीजों से करें परहेज

- भोजन में आलू, कटहल, अरबी, भिंडी, फूलगोभी, मटर का प्रतिदिन सेवन न करें।
- मिक्स दालें, राजमा, छोले, लोबिया आदि का सेवन कम से कम करें।
- अप्राकृतिक आहार, मिठाइयां, बाजार की वस्तुएं, डिब्बाबंद आहार से दूर रहें।
- चीनी, चावल, मैदा, नमक, घी का परहेज करें।
- चाय, कॉफी, कोल्ड ड्रिंक आदि का सेवन न करें।
- प्राकृतिक चिकित्सक पर विश्वास करें।

यदि आप इन खाद्य पदार्थों से परहेज करते हैं तो यकीन मानिए 40 दिन के भीतर ही स्वयं में परिवर्तन महसूस करेंगे तथा शरीर को निरोग व तनावमुक्त रख सकेंगे।

❖

डिप्रेशन में क्या खाएं, क्या न खाएं

कहने को तो डिप्रेशन तनाव का ही एक रूप है, लेकिन फिर भी यह तनाव से बहुत ही भिन्न है, क्योंकि जब व्यक्ति लम्बे समय तक तनावग्रस्त रहता है तो उसका तनाव एक बेहद ही खतरनाक रूप धारण कर लेता है तथा निराशा व्यक्ति के अंदर घर कर लेती है व व्यक्ति मानसिक रूप से बेहद व्यथित हो जाता है। यह अवस्था बहुत ही घातक होती है। ऐसी अवस्था में व्यक्ति को न केवल अच्छे व्यवहार व माहौल की जरूरत होती है बल्कि इलाज की भी बहुत आवश्यकता होती है। इसके साथ ही व्यक्ति का खान-पान भी ऐसा होना चाहिए कि जिससे व्यक्ति को उचित पोषण मिले जिससे वह सरलता से डिप्रेशन से बाहर आ पाए। तो आइए जानते हैं कुछ ऐसी ही खाद्य पदार्थों के बारे में।

क्या खाएं?

ग्रीन टी

आज-कल ग्रीन टी ने लोगों के बीच बहुत लोकप्रियता प्राप्त कर ली है, क्योंकि इसमें बहुत से ऐसे गुण पाए जाते हैं जो हमें मोटापा व डायबिटीज आदि से बचाते हैं। इसके साथ ही अभी हाल ही में हुए एक शोध में यह पता चला है कि ग्रीन टी में कुछ ऐसे तत्त्व पाए जाते हैं जो स्ट्रेस को तो कम करते ही हैं साथ ही यह अवसाद के लिए भी बेहद उपयोगी साबित होते हैं।

हल्दी

यूं तो हल्दी गुणों की खान है। जुकाम हो या फिर त्वचा संबंधित कोई समस्या, हल्दी इन सब को फौरन ही दूर कर देती है। लेकिन शायद आप हल्दी के इस गुण से वाकिफ नहीं होंगे कि इसका सेवन हमारे मूड पर भी काफी अच्छा प्रभाव डालता है व हल्दी के सेवन से डिप्रेशन से निकलने में भी सहायता मिलती है।

अखरोट

अखरोट में ओमेगा-3 फैटी एसिड प्रचुर मात्रा में पाया जाता है और कुछ अध्ययनों में यह पता चला है कि इसी कारण से यह डिप्रेशन को दूर करने में बहुत कारगर है।

डार्क चॉकलेट

हममें से बहुत से लोगों को डार्क चॉकलेट बेहद ही पंसद होता है। अगर आप भी उनमें से एक हैं तो यह जानकर आपके चेहरे पर मुस्कान जरूर आ जाएगी कि डार्क चॉकलेट में ऐसे तत्त्व होते हैं जो स्ट्रेस को दूर कर के हमारे मूड को अच्छा करते हैं यही कारण है कि डार्क चॉकलेट खाने से अवसाद होने बहुत ही कम होती है व अवसाद की अवस्था से निकलना भी सरल होता है।

मशरूम

मशरूम का सेवन हमारे मानसिक स्वास्थ्य के लिए बहुत ही अच्छा होता है, इसलिए आप मशरूम को भी अपने आहार में सम्मिलित कर अवसाद से सरलता से मुक्त हो सकते हैं।

कम वसा वाले डेयरी उत्पाद

कम वसा वाले डेयरी उत्पाद जैसे- दही, दूध, चीज आदि में बहुत ही अच्छी मात्रा में कैल्शियम, विटामिन डी और प्रोटीन होता है जो न केवल हमारे शरीर को पोषण देता है बल्कि यह हमें विभिन्न रोगों के साथ-साथ डिप्रेशन से लड़ने की भी क्षमता देते हैं।

टमाटर

कुछ शोधों के निष्कर्ष यह बताते हैं कि टमाटर का सेवन भी मूड को अच्छा करने के साथ-साथ डिप्रेशन दूर करने में मददगार होता है, इसलिए डिप्रेशन को दूर करने के लिए अपने भोजन में पर्याप्त मात्रा में टमाटर को शामिल करें।

मछली

मछली ओमेगा-3 फैटी एसिड प्रचुर मात्रा में पाया जाता है, विशेष तौर पर सालमन ब्लूफिश व टुना फिश ऐसे सुलभ स्रोत हैं जिनके माध्यम से आप सरलता से इसे प्राप्त कर सकते हैं, क्योंकि ओमेगा-3 फैटी एसिड डिप्रेशन से मुक्ति दिलाने में बहुत ही महत्त्वपूर्ण भूमिका निभाता है।

टोफू

विटामिन डी एक ऐसा विटामिन है जो अगर हमारे शरीर में उचित मात्रा में हो तो डिप्रेशन जैसी समस्या होने की सम्भावना बहुत कम होती है। टोफू एक ऐसा खाद्य पदार्थ है जिसमें विटामिन-डी पर्याप्त मात्रा में होता है। ऐसे में आप अपने भोजन में टोफू को शामिल कर के डिप्रेशन की सम्भावना को कम कर सकते हैं।

हरी पत्तेदार सब्जियां

कुछ चिकित्सकों का यह मानना है कि हरी पत्तेदार सब्जियां विभिन्न विटामिनों मिनरल जैसे-ए, सी, ई व के का बेहतरीन स्रोत होती है व मानसिक तनाव व डिप्रेशन दूर करने में इन विटामिनों की भूमिका बहुत महत्त्वपूर्ण होती है। इस कारण से हरी पत्तेदार सब्जियों का सेवन हमें पूर्ण रूप से स्वस्थ रखने व अवसाद दूर करने में बहुत महत्त्वपूर्ण भूमिका निभाता है।

बेरी

विभिन्न बेरिज जैसे स्ट्रॉबेरी, ब्लैकबेरी व ब्लूबेरी काफी बेहतरीन एंटीऑक्सीडेंट का स्रोत है जिसका प्रयोग मस्तिष्क को तनावमुक्त करने में बेहद महत्त्वपूर्ण भूमिका निभाता है। यही कारण है कि बेरी का सेवन डिप्रेशन दूर करने में बेहद कारगर होता है।

सेब

ज्यादातर डॉक्टरों की यह सलाह होती है कि हम सभी को हर रोज कम से कम एक सेब जरूर खाना चाहिए, क्योंकि सेब में भी बेरी की तरह ही बेहद उच्च मात्रा में एंटीऑक्सीडेंट्स होते हैं व फायबर भी बहुत उच्च मात्रा में होता है इस कारण से यह मस्तिष्क में कैल्शियम की कमी को पूरा करने में सक्षम है जिसके कारण मस्तिष्क को तनाव डिप्रेशन से मुक्ति मिलती है।

क्या न खाएं?

जिस तरह कुछ खाद्य पदार्थों का सेवन डिप्रेशन से मुक्ति दिलाने में सहायक होता है वहीं कुछ खाद्य पदार्थ व पेय ऐसे होते हैं जिनसे अगर दूर ही रहा जाए तो ही बेहतर

है अन्यथा बात बनने के स्थान पर बिगड़ सकती है, इसलिए जितना डिप्रेशन की अवस्था में जितना आवश्यक सही भोजन का चुनाव है उतना ही आवश्यक यह भी है कि हमें उन खाद्य पदार्थों की जानकारी भी हो जिनका सेवन डिप्रेशन की अवस्था में नहीं करना चाहिए।

कैफीन

हममें से बहुत सारे लोग ऐसे हैं जिनके लिए कैफीन से दूर रहना बहुत मुश्किल होगा, क्योंकि यह न केवल थकान को दूर कर के फौरन ही हमें हमसे ताजगी से भर जाता है बल्कि नींद को भी हमसे कोसों दूर कर देता है। नींद भगाने का यह गुण डिप्रेशन से प्रभावित लोगों के लिए हानिकारक सिद्ध होता है, क्योंकि जब कोई व्यक्ति डिप्रेशन में होता है, तो उसके लिए अच्छी व पर्याप्त नींद बहुत आवश्यक होती है जिससे व्यक्ति के मस्तिष्क को आराम मिल पाए, लेकिन कैफीन की वजह से उसकी नींद पर नकारात्मक प्रभाव पड़ता है जो कि बहुत घातक है।

नशीले पदार्थ

आज-कल की व्यस्त दिनचर्या में हर व्यक्ति किसी न किसी प्रकार के तनाव का सामना अवश्य कर रहा है ऐसे में कुछ लोग ऐसे हैं जो इससे भागने के लिए एल्कोहल का सेवन करना प्रारम्भ कर देते हैं या अन्य किसी प्रकार के ड्रग्स को इसका विकल्प बना लेते हैं जिससे न केवल हमारी नींद पर बुरा प्रभाव पड़ता है बल्कि यह व्यक्ति के मूड को भी चिड़चिड़ा बना देते हैं जो किसी भी डिप्रेशन से प्रभावित व्यक्ति के लिए घातक होता है। वहीं अगर डिप्रेशन से मुक्त होने के लिए व्यक्ति किसी प्रकार की दवाई का सेवन कर रहा होता है तो यह भी सम्भव है कि नशीले पदार्थों के सेवन के कारण उन दवाईयों का असर न हो। इसलिए बेहतर होगा कि डिप्रेशन ग्रस्त व्यक्ति किसी भी प्रकार का नशा न करे।

संरक्षित खाद्य पदार्थ

आज हमारी जीवनशैली ऐसी हो चुकी है कि हम अपनी व्यस्तता की वजह से विभिन्न प्रकार के डिब्बा बंद पदार्थों पर आश्रित हो चुके हैं। जिनको संरक्षित करने के लिए विभिन्न प्रकार के केमिकल्स का प्रयोग किया जाता है, जिनका आवश्यकता से अधिक प्रयोग हमारी सेहत पर बेहद हानिकारक प्रभाव डालता है। इसके अतिरिक्त डोनट्स, बर्गर व पिज्जा आदि का सेवन हमारे शरीर में सुस्ती लाता है व हमारे मूड को चिड़चिड़ा बनाता है, इसकी पुष्टि विभिन्न शोधों के माध्यम से हो चुकी है। यही कारण है कि डिप्रेशन से मुक्त होने के लिए इस प्रकार के खाद्य पदार्थों के सेवन से बचना बेहद जरूरी है।

कृत्रिम मिठास

आज-कल विभिन्न खाद्य पदार्थों में कृत्रिम मिठास का चलन बेहद आम है जो कि हमारी सेहत के लिए बहुत ही नुकसानदायक होता है, क्योंकि इसमें Aspartame नाम का पदार्थ मिला होता है जो डिप्रेशन बढ़ाने में सहायक सिद्ध होता है।

अत्यधिक वसा

कुछ लोगों को तले-भुने खाने का बहुत अधिक शौख होता है लेकिन मुंह के स्वाद के साथ-साथ इस बात का ध्यान रखना भी आवश्यक है कि खाने में अधिक वसा युक्त भोजन से धमनियों में संकुचन पैदा होता है, जिससे हमारी धमनियां मस्तिष्क तक पर्याप्त मात्रा में रक्त नहीं पहुंचा पातीं व मस्तिष्क में ऑक्सीजन की कमी हो जाती है जो डिप्रेशन प्रभावित लोगों के लिए बेहद घातक है। इसलिए डिप्रेशन से जल्दी से मुक्त होने के लिए यह आवश्यक है कि उच्च वसा युक्त सभी डेयरी उत्पादों के साथ-साथ फ्रेंच फ्राइज, फ्राइड चिकन आदि के सेवन से भी दूर रहें।

❖

त्वचा के लिये आहार

आप जो खाते हैं उससे शरीर के साथ-साथ त्वचा को भी पोषण मिलता है। जंक फूड और तैलीय खाना आपकी त्वचा की सेहत को बिगाड़ सकता है। इसलिए विटामिन ए, बी 1 और बी 2 से भरपूर डायट यानी हरी सब्जियां, फ्रूट्स, सलाद जरूर लें। यह रक्त को साफ करने और त्वचा को हाइड्रेट करने में भी मदद करता है। कच्चा भोजन यानी फल और सलाद का सेवन त्वचा को हाइपर-पिगमेंटेशन और मुहांसों से बचाता है।

सिलिकॉन

यह त्वचा को मुलायम व लचीला बनाता है और झुर्रियों को कम करता है। शरीर में सिलिकॉन की कमी को पूरा करने के लिए मूली, शिमला मिर्च और खीरा खाएं।

जिंक

यह मुंहासों को कम करता है और स्किन को ऑयली होने से बचाता है। लौकी, नारियल, सीताफल और सूरजमुखी के बीज इसके अच्छे स्रोत हैं।

ओमेगा 3 फैटी एसिड

यह त्वचा की कोशिका को मजबूती प्रदान करता है और स्किन के सेल में हुई टूट-फूट की मरम्मत भी करता है। औमेगा 3 फैटी एसिड मछली के तेल और समुद्री शैवाल में पाया जाता है। इन सब के अतिरिक्त अपने आहार में निम्नलिखित पदार्थों को शामिल करके त्वचा में निखार लाया जा सकता है-

बेर-जामुन

स्ट्रॉबेरी, ब्लूबेरी, ब्लैकबेरी और बेर की ही तरह जामुन में एंटीऑक्सीडेंट तत्त्व पाए जाते हैं, जो त्वचा को डैमेज होने से रोकते हैं। इसको खा कर आपकी स्किन जवान और बिना दाग-धब्बों के दिखेगी। आप इनको दही के साथ मिलाकर खाएंगी तो इसका ज्यादा प्रभाव पड़ेगा।

ग्रीन टी

इसमें एंटीऑक्सीडेंट और एंटीइंफ्लेमेट्री गुण पाए जाते हैं। यह चेहरे की सूजन को कम, बैक्टीरिया को दूर और सेल मैंबरेन को सुरक्षित करती है। त्वचा को सनबर्न के प्रभाव से बचाने वाली यह ग्रीन टी, स्किन कैंसर के रिस्क को दूर भगाती है। इसलिये रोज दिन में दो या तीन बार ग्रीन टी पीजिये, इससे मोटापा भी कम होता है।

सूखे मेवे

नट्स, जैसे बादाम, काजू और अखरोट में ऐसे तत्त्व पाए जाते हैं, जिसको खाकर आपकी स्किन सॉफ्ट बन जाती है। बादाम में आपको विटामिन ई मिलेगा जिससे त्वचा चमकदार बनती है और एजिंग भी जल्दी नहीं आती। साथ ही जिनकी स्किन रूखी है, उन्हें अपनी त्वचा को नमी प्रदान करने के लिये बादाम अवश्य खाने चाहिये।

पानी

त्वचा के लिये सबसे जरूरी तत्त्व होता है पानी, जो शरीर और त्वचा दोनों को ही हाइड्रेट करता है। पानी पीने से शरीर से सारी गंदगी बाहर होती है और त्वचा में निखार और नमी आती है। इसलिये अगर आपको चमकदार त्वचा चाहिये तो खूब सारा पानी पिएं और स्किन को साफ और सुंदर बनाएं।

नींबू का रस

यह खाने में जितना अच्छा लगता है उसी प्रकार से यह त्वचा के लिये भी अच्छा माना जाता है। यह आपकी स्किन के पोर्स को टाइट करता है, चेहरे से तेल हटाता है और चेहरा एकदम साफ और चमकदार बना देता है।

संतरा

यह विटामिन सी से भरा होता है जो कि स्किन की बनावट को सुधारता है। इसको खाने से चेहरे पर जल्द झुर्रियां नहीं पड़ेगी। आप इसके छिलके का पॉउडर एक स्क्रबर के रूप में प्रयोग कर सकते हैं।

पपीता

इसमें एंटीऑक्सीडेंट तथा पपेन नामक एजाइम होता है, जो कि स्किन की सारी गंदगी को बाहर निकालता है और मृत कोशिकाओं को साफ करता है। इसे खाईए या फिर पपीते को मैश कर के चेहरे पर लगाइये।

आम

इसमें विटामिन ए और एंटी ऑक्सीडेंट होता है जो कि स्किन में एजिंग से लड़ता है। साथ ही यह स्किन में खिंचाव पैदा करता है और नई परत लाने में मदद करता है।

गाजर

इसमें विटामिन सी और कैरोटीन होता है जो कि त्वचा और बालों के लिये बेस्ट है। सुंदर त्वचा पाने के लिये गाजर का जूस हमेशा पिया करें।

टमाटर

इसमें लाइकोपिन होता है जो कि स्किन के लिये बहुत अच्छा माना जाता है। टमाटर खाने से वेट लॉस होता है और यह कैंसर से भी बचाता है।

कीवि

इस फ्रूट में विटामिन सी होता है, जिसको हर रोज खा कर आप सफेद त्वचा पा सकते हैं। इसके अलावा यदि चेहरे पर दाग है तो उस पर ताजी कीवि पीस कर लगा लेने से वह साफ हो जाते हैं।

चुकंदर

यह त्वचा के पोर्स खोलता है, ब्लड सर्कुलेशन बढ़ाता है और गुलाबी गाल पाने में मदद करता है। आपको चुकंदर का रस रोज पीना चाहिये तथा फेस पैक लगाना चाहिये।

हरी पत्तेदार सब्जी

इसमें विटामिन, पोषण और मिनरल पाए जाते हैं। पालक जैसी सब्जियों को अधिक खाने से त्वचा में निखार आता है।

लाल शिमला मिर्च

इस लाल रंग की शिमला मिर्च में विटामिन सी तथा त्वचा को गोरा बनाने वाला लाइकोपिन होता है।

ग्रीन टी

यह एक हर्बल चाय होती है जो कि सनबर्न को ठीक कर के त्वचा से दाग-धब्बों को हटा कर उसे कोमल बनाती है।

सोयाबीन

सोया के हर उत्पाद में विटामिन सी और जिंक पाया जाता है। इन्हें खाने से शरीर और त्वचा की अन्य समस्याओं से निजात मिलेगी। इसे अपनी डायट में शामिल करके आप अपनी डल स्किन को चमकदार बना सकते हैं।

ब्रोक्ली

यह विटामिन सी और ई में अधिक होती है साथ ही इसमें एंटीऑक्सीडेंट गुण भी होते हैं जो कि सिस्टम को क्लीन कर के चेहरे पर ग्लो लाते हैं।

मछली

मछली में ओमेगा-3 पाया जाता है जो कि स्किन के लिये बहुत जरूरी विटामिन होता है।

पीली शिमला मिर्च

विटामिन सी से भरी पीली शिमला मिर्च एक एंटी एजिंग के रूप में भी काम करती है।

❖

पीलिया के लिये आहार

मौसम बदलने के साथ ही पीलिया (जॉन्डिस) का प्रकोप बढ़ रहा है। पीलिया का आयुर्वेद में अचूक इलाज है। आयुर्वेद चिकित्सकों के अनुसार यदि मकोय की पत्तियों को गरम पानी में उबालकर उसका सेवन करें तो रोग से जल्द राहत मिलती है। मकोय पीलिया की अचूक दवा है और इसका सेवन किसी भी रूप में किया जाना स्वास्थ्य के लिए लाभदायक ही होता है।

चिकित्सक कहते हैं कि जब भी रोगी को यह लगे कि उसका शरीर पीला हो रहा है तथा उसे पीलिया हो सकता है, तो वह पानी की मात्रा बढ़ा दे, क्योंकि पानी की मात्रा कम होने पर शरीर से उत्सर्जित होने वाले विषैले तत्त्व रक्त में मिल जाते हैं, इससे व्यक्ति की हालत बिगड़ने लगती है। चिकित्सक बताते हैं कि यदि कच्चा पपीता सलाद के रूप में लिया जाए तो भी पीलिया का असर कम होता है। कई लोग यह मानते हैं कि पीलिया के रोगी को मीठा नहीं खाना चाहिए जबकि आयुर्वेद चिकित्सक ऐसा नहीं मानते उनका कहना है कि पीलिया का रोगी गाय के दूध से बना पनीर व छेने का रसगुल्ला आराम से खा सकता है, यह रोगी को कोई नुकसान नहीं बल्कि लाभ पहुंचाता है। इसके अलावा जिस व्यक्ति को पीलिया हो गया हो उसे और क्या-क्या खाना चाहिये आइए जानते हैं:-

मूली का रस - मूली के रस में इतनी ताकत होती है कि वह खून और लीवर से अत्यधिक बिलिरूबीन को निकाल सके। रोगी को दिन में 2 से 3 गिलास मूली का रस जरूर पीना चाहिये।

धनिये के बीज – इसके बीज को रातभर पानी में भिगो दीजिये और फिर उसे सुबह पी लीजिये। धनिये के बीज वाले पानी को पीने से लीवर से गंदगी साफ होती है।

जौ – जौ शरीर से लीवर से सारी गंदगी को साफ करने की शक्ति रखता है।

टमाटर का रस – टमाटर में विटामिन सी पाया जाता है, इस कारण से यह लाइकोपिन में रिच होता है, जो कि एक प्रभावशाली एंटीऑक्सीडेंट होता है। इसलिये टमाटर का रस लीवर को स्वस्थ्य बनाने में लाभदायक होता है।

आंवला – आंवला में भी बहुत सारा विटामिन सी पाया जाता है। आप इसे कच्चा या फिर सुखा कर खा सकते हैं। इसके अलावा इसे लीवर को साफ करने के लिये जूस के रूप में भी प्रयोग कर सकते हैं।

तुलसी पत्ती – यह एक प्राकृतिक उपाय है जिससे लीवर साफ हो सकता है। सुबह-सुबह खाली पेट 4-5 तुलसी की पत्तियां खानी चाहिये।

नींबू का रस – नींबू के रस को पानी में निचोड़ कर पीने से पेट साफ होता है। इसे रोज खाली पेट सुबह पीना सही होता है।

गन्ने का रस – जब आप पीलिया से तड़प रहे हों तो, आपको गन्ने का रस जरूर पीना चाहिये। इससे पीलिया को ठीक होने में तुरंत सहायता मिलती है।

दही – दही आसानी से पच जाता है और यह पेट को प्रोबायोटिक प्रदान करता है। यह एक अच्छा बैक्टीरिया होता है जो जॉन्डिस से लड़ने में सहायक होता है।

❖

टायफायड में क्या खाएं?

टायफायड आंतों से जुड़ी एक बीमारी है। इस बीमारी के दौरान, मरीजों को अक्सर पेट में गैस की तक्लीफ महसूस होती है। इसके कारण, उनकी भूख और खाने की क्षमता, काफी हद तक कम हो जाती है। टायफायड में सही खानपान ना सिर्फ मरीज को इस बुखार से जल्दी छुटकारा दिलाने में मदद करता है बल्कि इससे होने वाली कमजोरी को दूर करने में भी बहुत लाभदायक है।

पहले के कुछ दिनों में क्या खाएं?

टायफायड के पहले कुछ दिन, हमें सिर्फ अलग-अलग तरह के जूस पीने चाहिए, और फिर धीरे-धीरे केले, तरबूज, और अंगूर जैसे फल खाने की शुरुआत करना चाहिए।

तरल आहार में हम नारियल का पानी, ज्वार का पानी, ताजे फलों के जूस, छांच, और सूप जैसे चीज पी सकते हैं। पहले कुछ दिनों में हमें लिक्विड पोषण ही ग्रहण करना चाहिए। उसके थोड़े दिनों बाद जब हमारे खाने की क्षमता बढ़ जाती है, तो हमें उबले हुए चावल, उबले हुए अंडे, बेक्ड आलू और बेक्ड सेब जैसी चीजे खानी चाहिए।

इसके बाद हमें रोज अपने खानपान को ध्यान में रखते हुए, तीनों समय खाने की एक प्रक्रिया को पूरी करनी चहिए -

कैसा हो नाश्ता?

नाश्ते में हर टायफायडके मरीज को किसी भी फल से बने जूस को पीना चाहिए, और एक स्लाइस सफेद ब्रेड खाना चाहिए।

कैसा हो दोपहर का खाना?

दोपहर के खाने में इन मरीजों के लिए कच्चे सब्जियों की सैलेड, बेक्ड सेब, केले, और किसी भी फल से बना जूस, अच्छा साबित होता है।

कैसा हो रात का खाना?

रात के खाने में, टायफायड के मरीजों के लिए वो आहार अच्छे होते हैं जिनमें भारी मात्रा में कैलरीज पाए गए हैं। इसलिए इन्हें, सफेद ब्रेड, बेक्ड आलू, हरे पत्ते, और सूप जैसी चीजें खाना और पीना चाहिए। इन चीजों को ध्यान में रखते हुए, टायफायड के मरीजों को नाश्ते और दोपहर के खाने के बीच, और दोपहर और रात के खाने की बीच, किसी भी फल से बना जूस या नारियल पानी पीना चाहिए।

टायफायड में बुखार रहने तक तरल पदार्थों और फलों के जूस पर ही निर्भर रहें तो ज्यादा बेहतर होता है। जब बुखार से कुछ राहत मिले तो अच्छी तरह से पकी खिचड़ी, दही, चावल आदि ठोस आहार की शुरुआत करें।

टायफायड में पानी उबाल कर ही पिएं और जितना ज्यादा हो सके पानी पीना चाहिए। एक लीटर पानी में 3–4 लौंग डालकर उबाल लें। फिर छानकर ठंडा कर लें। इस पानी को एक कप की मात्रा में एक चम्मच शहद में मिलाकर बार–बार पिएं। टायफायड में फलों में केला, चीकू, पपीता, सेब, मौसमी, संतरे का सेवन करें।

टायफायड में दाल, खिचड़ी, हरी सब्जियां पालक, पत्तागोभी, फूलगोभी, गाजर और पपीता खाएं।

आसानी से पचने वाले हल्के फल सब्जियां ले जैसे –पके हुए फल, आलू।

टायफायड में दही खाने से बहुत लाभ मिलता है इससे भूख और जलन भी शांत होती है लेकिन मरीज को खांसी, जुकाम या जोड़ों में दर्द हो तो दही का सेवन ना करें।

यदि दस्त की तकलीफ न हो, तो एक कप दूध में अथवा इतने ही पानी में एक चम्मच ग्लूकोज मिलाकर बार–बार सेवन करें।

दूध के सेवन से इवाईयों की गर्मी कम होती है और शरीर को ऊर्जा भी मिलती है।

कम मात्रा में चाय, कॉफी पिएं।

टायफायड में खान–पान के अनुसार पका हुआ भोजन ही करें, अगर फल खाने हैं तो अच्छी तरह धोकर ही खाएं फलों को काट कर किसी प्लेट में लंबे समय तक ना रखें।

बुखार उतर जाने के बाद टायफायड में आई कमजोरी दूर करने के लिए किशमिश, मुनक्का, मूंग की पतली दाल, पतला दलिया, मक्खन, उबला हुआ दूध, दही आदि लें। तुलसी, काली मिर्च और केसरचार तुलसी की पत्ती को पीस लें, सात काली मिर्च के दाने और सात रेशे (लड़ी) केसर के लें। इन सबका पेस्ट बना लें। इस पेस्ट की गोलियां बनाकर दिन में तीन–चार बार लें।

टायफायड में मट्ठा, धनिया और केला रोज (छाछ) मट्ठा का सेवन करें। अच्छे नतीजे के लिए इसमें ताजा धनिया का रस भी मिला लें। रोज दो बार पिएं। केले को मसलकर एक गिलास मट्ठा में मिला लें। ऐसा मिश्रण बनाकर रोजाना सेवन करें।

टायफायड में केला खाना बहुत लाभकारी होता है क्योंकि यह टायफायड में होने वाली कमजोरी को दूर करता है और इसकी तासीर भी ठंडी होती है जो दवा से पैदा होने वाली गर्मी को कम करता है।

फलों का रस, सब्जियों का सूप टायफायड में संतरा, गन्ने का जूस, अनार, चुकंदर का जूस, नारियल पानी और सेब के जूस का सेवन भी बेहतर होता है। सब्जियों का सूप भी बेहतर रहेगा। सूप में कोई भी मसाला या अन्य चीज न मिलाएं। सूप अच्छी तरह से उबला होना चाहिए और सेवन से पहले इसे छानना जरूर चाहिए। टायफायड में पालक का सूप भी अच्छा रहता है

टायफायड का बुखार बहुत ज्यादा कमजोरी लाता है, इसलिए टायफाइड में भोजन की बहुत अहमियत होती है इसलिए कम मात्रा में बार-बार खाना चाहिए और पूरा आराम करना चाहिए ।

पानी और शहद एक गिलास गुनगुने पानी में एक चम्मच शहद डालकर दिन में कई बार सेवन करें। यह पाचन-तंत्र को काफी राहत देगा। क्योंकि टायफायड में बहुधा मरीज को पेट से जुड़ी समस्याए भी होती है जैसे बदहजमी, दस्त, गैस आदि।

लौंग के दाने लौंग के 5 दाने लेकर दो लीटर पानी में डालें। इसे तब तक उबालें, जब तक एक लीटर पानी न रह जाए। फिर आंच से उतारकर कुछ देर ऐसे ही रख दें। इसके बाद इसे छान लें और इस मिश्रण को थोड़ा-थोड़ा करके पूरे दिन पिएं।

टायफायड में क्या न खाएं?

1. अंडे

अंडों में बहुत ज्यादा फैट पाया जाता है, जिसका बुरा असर, हमारे डाइजेशन पर पड़ सकता है।

2. किसी भी प्रकार का मांस

कम से कम दो हफ्ते के लिए, हमें किसी भी प्रकार के मांस को भी नहीं खाना चाहिए। इन्हें सही तरीके से हजम करने की शक्ति और ताकत, इन मरीजों में कुछ दिन तक नहीं दिखती है।

3. तीखा खाना

तीखा खाना हमारे डाइजेस्टीव सिस्टम के लिए अच्छा नहीं है, जिसके कारण टायफायड के मरीजों को इनसे दूर ही रहना चाहिए।

4. तला हुआ खाना

तले हुए खाने का हमारे लीवर और डाइजेस्टिव सिस्टम पर बहुत ही बुरा असर होता है। इसलिए, किसी भी मरीज को ऐसा खाना नहीं खाना चाहिए।

इन खानपान कि आदतों को ध्यान में रखना बहुत जरूरी है। इनके अलावा हमें इस बात का भी ध्यान रखना चाहिए कि हम कोई भी सब्जी या फल, ऐसे ही बिना धोए ना खाएं और जितना हो सके, उबला हुआ पानी ही पिएं।

आहार से सम्बंधित परहेज

1. फायबर से प्रचुर पदार्थ, जैसे- साबुत अनाज और उससे बने उत्पाद, साबुत दाल का सेवन करने से बचें।

2. केला और पपीता के अलावा सभी कच्ची सब्जियां और फल का सेवन करने से करें।

3. इसके अलावा आपको तले हुए भोजन से भी परहेज करना चाहिए, जैसे- समोसे, पकोडे, लड्डू और हलवा आदि।

4. चटकदार और मसाले से परिपूर्ण भोजन जैसे- अचार, चटनी और गेहन स्वाद वाली सब्जियों जैसे गोभी, शलगम, शिमला मिर्च, मूली, प्याज और लहसुन का सेवन ना करें।

तीव्र गंध वाली चीजों से परहेज टायफायड से पीड़ित व्यक्ति को तीव्र गंध युक्त खाद्य पदार्थों से दूर रहना चाहिए। जाहिर है हमारे यहां कई ऐसी चीजों का इस्तेमाल किया जाता है जिनमें तीव्र गंध मौजूद रहती है जैसे कि प्याज, लहसुन।

मसालों से परहेज यदि आप टायफायड के शिकार हो गये हैं तो दवा के साथ-साथ कुछ परहेज करेंगे तो शीघ्र लाभ होगा। इस दौरान आप सभी मसाले जैसे कि, मिर्च, मिर्च का सॉस, सिरका आदि से जितनी ज्यादा दुरी बनायेंगे उतना ही फायदे में रहेंगे।

गैस बनाने वाले आहार कई ऐसे खाद्य पदार्थ हैं जिनके खाने मात्र से ही गैस बनने लगती है। लेकिन टायफायड के दौरान आपको इस तरह की चीजों से दूर ही रहना चाहिए। जैसे कटहल, डूरियन (कटहल का अन्य प्रकार), अन्नानास।

उच्च रेशे युक्त आहार सब्जियां जिनमें उच्च मात्रा में रेशा/अघुलनशील रेशा हो जैसे- केल, पपीता, शक्करकंद, साबुत अनाज (भूरे चावल, मसले चावल, मक्का)।

चिकनाई युक्त खाद्य पदार्थ टायफायड के दौरान आपको चुकने युक्त खाद्य पदार्थों से भी दूर रहना चाहिए। मक्खन, घी, पेस्ट्री, तले हुए आहार, मिठाईयां, गाढ़ी मलाई वाले सूप्स सभी को बिलकुल नहीं खाना चाहिए।

ध्यान रखने योग्य कुछ और बातें

एक बार में कम भोजन खाएं टायफायड बुखार में आप भरपूर आराम करें, बहुत सारे तरल पदार्थ लें और नियमित भोजन खाएं। आप रोजाना तीन बड़े भोजन के बजाए, दिन में अधिक बार थोड़ा-थोड़ा खायें। अगर आप ऐसा करेंगे तो आप हल्का महसूस करेंगे और आपका शरीर बेहतर महसूस करेगा।

काम पर ना जायें। आमतौर पर टायफायड बुखार के अधिकांश मरीज काम या स्कूल में वापस आ सकते हैं, जैसे ही वे बेहतर महसूस करना शुरू करते हैं। लेकिन यह बात उनको लागू नहीं होती जो भोजन और कमजोर लोगों के साथ काम करते हैं, जैसे कि पांच वर्ष से कम उम्र के बच्चे, बुजुर्ग और कमजोर स्वास्थ्य वाले लोग। इन मामलों में, 48 घंटे के अंतराल पर लिए गये तीन मल के नमूनों पर परीक्षण जब दिखा दे कि बैक्टीरिया अब मौजूद नहीं है, तब ही आपको काम पर वापस जाना चाहिए।

स्वच्छता बनाए रखें- एक टायफायड बुखार के रोगी को अच्छी व्यक्तिगत स्वच्छता बनाए रखनी चाहिए, जैसे नियमित रूप से साबुन और गर्म पानी से अपने हाथों को धोना, ताकि दूसरों को संक्रमण होने के जोखिम को कम किया जा सके।

❖

बालों के लिये आहार

हर किसी का सपना होता है कि उसके बाल खूब लंबे और स्वस्थ हों, पर हर किसी का यह सपना पूरा हो जाए यह तो नामुमकिन है। लंबे बालों से महिलाओं की खूबसूरती बढ़ जाती है। तनाव, अच्छा खाना-पीना न मिलने की वजह से और अनहेल्दी लाइफस्टाइल होने से बालों पर सीधा-सीधा असर पड़ता है। कई लोग लंबे और खूबसूरत बाल पाने के लिये पैसों को पानी की तरह बहाते हैं मगर कभी यह नहीं सोचते कि अगर वो अपने खान-पान में पौष्टिक आहारों को शामिल करें और कुछ आसान से घरेलू उपचार अपनाए तो उसके बाल बहुत अच्छे हो सकते हैं। बालों को सवस्थ और लंबा रखने के लिये आपको प्रोटीन युक्त डाइट लेनी चाहिये। इसके अलावा बालों के लिये जिंक, ओमेगा-3, विटामिन ए और बी तथा मिनरल भी जरूरी तत्त्व माने जाते हैं। लंबे बाल पाने के लिये आप निम्न पौष्टिक आहार का सेवन करके लाभ पा सकते हैं।

मछली - मछली में प्रोटीन, विटामिन डी और ओमेगा 3 होता है जो कि खोपड़ी और बालों को हाइड्रेट रखता है। सालमन और हिलसा मछली बालों की ग्रोथ बढ़ाने के लिये बेस्ट मानी जाती है।

मेवे - बादाम, अखरोट में विटामिन ई, ओमेगा 3, कॉपर आदि पौष्टिक तत्त्व होते हैं, जिससे बालों की कोशिकाएं खराब होने से बच जाती हैं। इनको खाने से बालों का रंग भी वैसे का वैसा ही रहता है।

आलू - विटामिन ए वाले आहार जैसे, आलू, गाजर, आम और कद्दू आदि को खाने से बाल अच्छे होते हैं।

अंडा – अंडे में सारे जरूरी तत्त्व जैसे, आयरन, जिंक, प्रोटीन आदि होता है। अंडा खाने से बाल मजबूत बनते हैं और हेयर फॉल रुकता है।

हरी पत्तेदार सब्जियां – पालक और कड़ी पत्ता आयरन से भरपूर्ण होते हैं। इनमें आयरन, बीटा कैरोटीन, फोलेट और विटामिन सी होता है, जो कि बालों की जड़ों को बहुत मजबूत कर देता है।

सोया और राजमा – इनमें प्रोटीन, जिंक, आयरन और बायोटीन की मात्रा अधिक होती है। लंबे और मजबूत बाल पाने के लिये इन्हें अपने आहार में शामिल करें।

डेयरी प्रोडक्टस – इनमें वसा होने के कारण बहुत से लोग इसे नहीं खाते। मगर इसमें विटामिन बी 5, विटामिन डी और अधिक मात्रा में कैल्शियम होने के नाते यह आपके बालों को मजबूती प्रदान करता है।

चिकन – इसमें बहुत ज्यादा प्रोटीन और जिंक पाया जाता है। प्रोटीन बालों तथा त्वचा के लिये बहुत अच्छा माना जाता है। तो अगर लंबे और मजबूत बाल चाहिये तो चिकन खाना शुरू कर दें।

अन्य उपाय

1. खाली पेट एक गिलास पानी, अलसी के साथ पिएं। इसे पीने से आपके शरीर को ओमेगा 3 भरपूर मात्रा में मिलेगा और आपके बालों में ग्रोथ होगी।
2. हर दिन एक आवंला लें। कुछ महिलाएं, चमकदार बाल पाने के लिए आवंला तेल का इस्तेमाल करती हैं।
3. हर रात 5 बादाम पानी के साथ खाएं, इनका छिलका न उतारें। इससे बाल मजबूत होते हैं।
4. आपके सिर को पोषण की आवश्यकता होती है। इसलिए अपने बालों में छाछ, नींबू का रस और नारियल का पानी आदि लगाएं। दिन में कम से कम 8 से 10 गिलास पानी पिएं।
5. हर दिन एक कटोरी स्प्राउट्स का सेवन भी लाभप्रद होता है।
6. दूध पीने की कोई उम्र नहीं होती है। दिन में दो गिलास स्किम्ड मिल्क लें।
7. मेथी के बीज का पानी हर दिन खाली पेट पिएं।

कैंसर में बचें इन खाद्य पदार्थों से

वैसे तो ऐसा कोई साक्ष्य नहीं है जो किसी विशेष खाद्य पदार्थ के सेवन को निर्दिष्ट करता हो, लेकिन आहार जैसी सामान्य सी चीज कुछ निश्चित स्वास्थ्य प्रकार के कैंसर को प्रोत्साहित कर सकती है।

भारतीय खाने-पीने के बेहद शौकीन होते हैं इस शौक के चलते वे इस बात को भी दरकिनार कर देते हैं कि खाया जा रहा खाद्य पदार्थ उनके स्वास्थ्य को नुकसान पहुंचा सकता है और कई बिमारियों को बढ़ावा दे सकता है, जैसे कि भारत में पिछले दो दशकों में कैंसर के मामलों में दो तिहाई से अधिक की वृद्धि हो गयी है और प्रति वर्ष 1.7 मिलियन नये मामले प्रकाश में आ रहे हैं। कैंसर से होने वाली मृत्यु दर भारत में अनेक कारणों से पाश्चात्य देशों की अपेक्षा अधिक है। इसके कारणों में से एक अनियमित आहार है।

फ्रेंच फ्राइज एवं चिप्स

आप प्रतिदिन एक्रिलामाइड (Acrylamide) से युक्त फ्रेंच फ्राइज एवं पोटैटो वेफर्स का आनंद उठाते हैं, जो कुकिंग प्रक्रिया के कारण कैंसर को बढ़ावा दे सकते हैं। एक्रिलामाइड एक कैंसरजन तत्त्व है, जो 120 डिग्री सेंटीग्रेड से अधिक तापमान पर पकाए, तले अथवा ग्रिल किये जाने वाले खाद्य पदार्थों में उपस्थित होता है।

डोनट्स

डोनट्स कैंसर के खतरे को एक से अधिक प्रकार से बढ़ा सकता है। प्रथमत:, डोनट्स सफेद आटे, चीनी और हाइड्रोजेनेटेड तेलों से बना होता है। इसमें उपस्थित उच्च स्तरीय चीनी की मात्रा शरीर में इन्सुलीन के निर्माण को प्रभावित करती है और कैंसरजन कोशिकाओं की वृद्धि तथा विभाजन को प्रोत्साहित करती है, खासकर अग्नाशय के कैंसर में। तलने के कारण तैयार हुये कैंसरजन बाइप्रॉडक्ट्स के साथ सघन शर्करा एवं उच्च-वसा सामग्रियों का संयोजन डोनट्स को कैंसर के खतरे को बढ़ाने वाले सबसे घातक रूप से संभावित खाद्य पदार्थ में शुमार कर देता है।

वाइट ब्रेड और चावल

कोई भी सफेद खाद्य सामग्री अस्वास्थ्यकर होती है, क्योंकि वह संसाधित होने के कारण सफेद होती है। वाइट ब्रेड विरंजित (ब्लीच्ड) आटे से तैयार होता है, लेकिन अविरंजित (अनब्लीच्ड) सफेद आटा भी संसाधित होता है तथा इसमें संतृप्त वसा की उच्च स्तरीय मात्रा समाहित होती है। संतृप्त वसा का निकट संबंध स्तन कैंसर से है। इसके अतिरिक्त सफेद चावल भी अम्लीय खाद्य पदार्थ की सूची में आता है, क्योंकि इसमें ब्राउन चावल की तुलना में अत्यंत उच्च मात्रा में शर्करा का समावेश होता है।

सोडा और सॉफ्ट ड्रिंक्स

इसमें रासायनिक तत्त्वों, चीनी एवं कैफीन का सम्मिश्रण होता है। अब तो यह सभी को मालूम होना चाहिए कि सोडा और कोला सॉफ्ट ड्रिंक्स मानव स्वास्थ्य के लिये हानिकारक होते हैं। सप्ताह में दो बार सॉफ्ट ड्रिंक्स के सेवन से अग्नाशय के कैंसर का खतरा दोगुना बढ़ जाता है।

अचार

सभी को खाने में अचार बहुत पसंद होता है, क्योंकि यह किसी भी नीरस व्यंजन के स्वाद को बढ़ा देता है। लेकिन दुर्भाग्यवश अचार युक्त खाद्य पदार्थ संभवत: पेट के कैंसर के खतरे को बढ़ा देते हैं, खास कर जब उसमें बहुत अधिक नमक मिला होता है।

कैंसर से लड़ने वाले फल और सब्जियां

1. अधिक फलों से युक्त आहार का सेवन करने से पेट और फेफड़ों के कैंसर की सम्भावना कम हो जाती है।

2. कैरोटिनॉयड्स जैसे गाजर आदि सब्जियों का सेवन करने से फेफड़े, मुख, ग्रसनी और ग्रीवा के कैंसर की सम्भावना कम हो जाती है।

3. स्टार्च रहित सब्जियों जैसे ब्रोक्ली, पालक और फलियों का सेवन करने से पेट और ग्रासनाल (इसोफेजियल) के कैंसर की सम्भावना कम हो जाती है।

4. संतरे, बैरी, मटर, शिमला मिर्च, गहरी हरी पत्तेदार सब्जियों तथा विटामिन सी से युक्त खाद्य पदार्थों का सेवन करने से आप अपने आप को ग्रासनाल के कैंसर से बचा सकते हैं।

5. लाइकोपिन युक्त फलों एवं सब्जियों जैसे टमाटर, अमरूद और तरबूज का सेवन करने से प्रोस्टेट कैंसर की सम्भावना को कम किया जा सकता है।

फायबर के सेवन से अपने आप को कैंसर से बचाएं

- अधिक मात्रा में फायबर से युक्त आहार का सेवन करने से आप अपने आप को कोलोरेक्टल कैंसर तथा पाचन तंत्र के अन्य हिस्सों जैसे पेट, मुख और ग्रीवा (फैरिंक्स) के कैंसर से बचा सकते हैं।
- फायबर का पर्याप्त मात्रा में सेवन आपको कब्ज से भी बचाता है।
- फायबर फलों, सब्जियों और पूर्ण अनाज में पाया जाता है। आमतौर पर भोजन जितना ज्यादा प्राकृतिक और गैर–प्रसंस्कृत होगा, उतनी ही उसमें फायबर की मात्रा अधिक होगी। मांस, डेयरी उत्पादों, चीनी या 'सफेद' भोजन जैसे ब्रेड, सफेद चावल और पेस्ट्री में फायबर बिल्कुल नहीं होता है।
- सफेद चावल के बजाय भूरे चावल यानी ब्राउन राईस का इस्तेमाल करें।
- सफेद ब्रेड के बजाय होलग्रेन (सम्पूर्ण अनाज की) ब्रेड या मल्टीग्रेन ब्रेड का इस्तेमाल करें।
- पेस्ट्री के बजाय ब्राउन मफिन का इस्तेमाल करें।
- आलू के चिप्स या सूखे मेवों के बजाय पॉपकार्न बेहतर और स्वास्थ्यप्रद पोषक स्नैक है।
- भाप में पकी गाजर, अजवायन या शिमला मिर्च का सेवन सालसा (सॉस), कम वसा से युक्त सलाद ड्रैसिंग या नींबू के रस के साथ करें। चिप्स या सॉर क्रीम डिप के सेवन से बचें।
- सैण्डविच, पकोड़ा या बर्गर में ग्राउण्ड मीट के बजाय बीन्स का इस्तेमाल करें।

मांस का सेवन कम मात्रा में करें

- अधिक मांस से युक्त आहार आपके लिए अच्छा नहीं है, खासकर तब जबकि आपकी जीवनशैली गतिहीन है। इसके अलावा लाल मांस के सेवन से आंत के कैंसर की सम्भावना बढ़ जाती है। आप जानवरों से मिलने वाले खाद्य पदार्थों के सेवन को कम करके और आहार के पोषक विकल्प चुनकर कैंसर की सम्भावना को काफी हद तक कम कर सकते हैं।
- आपके आहार में मांस की कुल मात्रा आपकी कुल कैलोरीज की 15 फीसदी से अधिक नहीं होनी चाहिए। 10 फीसदी बेहतर है।
- लाल मांस का सेवन कभी-कभी करें। लाल मांस में संतृप्त वसा की पर्याप्त मात्रा होती है, तो इसके सेवन से बचना आपके स्वास्थ्य के लिए अच्छा विकल्प होगा।
- हर आहार में मांस की मात्रा कम करें। यह मात्रा आपके हाथ की हथेली के बराबर होनी चाहिए।
- मांस का सेवन मुख्य भोजन के रूप में न करें, आप भोजन का स्वाद बढ़ाने के लिए कम मात्रा में इसका सेवन कर सकते हैं।
- अपने भोजन में पौधों से मिलने वाले प्रोटीन स्रोतों जैसे बीन्स आदि का इस्तेमाल करें।
- लीन मीट जैसे चिकन, फिश और टर्की को प्राथमिकता देनी चाहिए।
- प्रसंस्कृत मांस जैसे हॉट डॉग, सॉसेज और सलामी या रेडी टू ईट मांस उत्पादों के सेवन से बचें।
- अगर हो सके तो ओर्गेनिक मांस का सेवन करें।

पानी का जादू

फायबर पानी को अवशोषित करता है, इसलिए आप अपने आहार में जितना ज्यादा फायबर का सेवन करते हैं, उतना ज्यादा आपको पानी पीना चाहिए। पानी कैंसर से लड़ने के लिए महत्त्वपूर्ण अवयव है। यह आपकी प्रतिरक्षा प्रणाली को मजबूत बनाता है, शरीर में से व्यर्थ और विषैले पदार्थों को निकालता और आपके सभी अंगों तक पोषक पदार्थों को पहुंचाता है।

वसा का सेवन सोच-समझ कर करें

अधिक वसा से युक्त आहार का सेवन करने से कई प्रकार के कैंसर की सम्भावना बढ़ जाती है, इससे कोलेस्ट्रॉल बढ़ने का भी खतरा होता है। वसा का सेवन पूरी तरह से

बंद कर देना इसका समाधान नहीं है। वास्तव में कुछ प्रकार की वसा आपको वास्तव में कैंसर और कोलेस्ट्रॉल से बचाती है। वसा का चुनाव सोच समझ कर करें और बहुत ज्यादा मात्रा में न करें।

कैसे फैसला लें- वह वसा जो कमरे के तापमान पर ठोस है वह आपके लिए अच्छी नहीं है।

वसाएं जो कैंसर के जोखिम को बढ़ाती हैं- सबसे हानिकारक प्रकार की दो वसा हैं संतृप्त वसा और ट्रांस फैट। संतृप्त वसा जानवरों से मिलने वाले उत्पादों जैसे लाल मांस, होल मिल डेयरी उत्पादों में पाई जाती है। ट्रांस फैट जिसे आंशिक रूप से हाइड्रोजेनेटेड तेल भी कहा जा सकता है, इन्हें तरल वनस्पति तेलों में हाइड्रोजन प्रवाहित करके तैयार किया जाता है, जिससे वे ठोस हो जाते हैं। इनके खराब होने की सम्भावना बहुत कम होती है, यह भोजन निर्माताओं के लिए अच्छी लेकिन आपके स्वास्थ्य के लिए अच्छी नहीं है।

वसाएं जो कैंसर के जोखिम को कम करती हैं- सर्वश्रेष्ठ वसा है असंतृप्त वसा, जो पौधों से प्राप्त होती है और कमरे के तापमान पर तरल होती है। इसके प्राथमिक स्त्रोतों में जैतून का तेल, कैनोला तेल, निट्स और एवोकैडो शामिल है। इसके अलावा मेगा-3 फैटी एसिड भी सूजन से लड़ने तथा मस्तिष्क एवं दिल के स्वास्थ्य के लिए बेहतर है। अच्छे स्त्रोतों में कॉड लीवर ऑयल, और फ्लैक्स सीड शामिल हैं।

❖

फूड फोर सेक्स

खाने का प्रभाव केवल हमारे स्वास्थ्य और त्वचा पर ही नहीं पड़ता बल्कि इसका हमारे सेक्स जीवन पर भी पड़ता है। डायटिशियन तृप्ति श्रीवास्तव का कहना है कि सेक्स के दौरान शरीर में ऊर्जा और कामोत्तेजना दोनों का होना बेहद जरूरी है, तभी सेक्स सफल हो सकता है। सेक्स के लिए कामोत्तेजना तभी पनपती है जब आप अंदर से खुद को फिट महसूस करें। इसके लिए जरूरी है कि आप अपने खाने में कुछ खास तत्त्वों को शामिल करें जो ताकत के साथ आप में कामवासना को भी बढ़ाए और सेक्स के दौरान होने वाली स्वास्थ्य संबंधी परेशानियों से भी बचाए।

दूध

- आप रात को सोते समय एक गिलास गुनगुना दूध लें।
- 5 ग्राम मिश्री और 5 ग्राम मूसली को मिलाकर इसका चूर्ण बना लीजिए और सुबह-शाम इसे दूध के साथ लें।
- एक गिलास हल्के गुनगुने दूध में दो चम्मच शहद डालकर पिएं।
- दूध में मेवा डालकर लें।
- रात में सोते समय दूध में केसर डालकर लें।

- सेक्स शक्ति बढ़ाने के लिए हलवा भी काफी फायदेमंद है। इसे खाने से आप खुद को अंदर से फिट महसूस करेंगे।
- हलवे में आप छुहारे, बादाम और मलाई का हलवा खा सकते हैं।
- बादाम, पिस्ता, चिलगोजे को पीसकर, फिर घी में भूनकर शक्कर मिलाकर खा सकते हैं।
- आंवले का हलवा भी बेहद फायदेमंद रहेगा।
- सफेद बादाम, मुलहठी और केसर इन सबको पीसकर दूध में मिलाकर हलवा बनाएं और दिन में एक बार लें।
- कस्तूरी, मकरध्वज, मूंग भस्म, जायफल, दालचीनी, भीमसेनी कपूर, मूसली और इलायची का हलवा बनाकर खाएं।
- जायफल, लौंग, मीठा कपूर, केसर, बादाम गिरी, चिलगोजे की गिरी, कद्दू की मींगी मिलाकर इसका पेठा बनाकर खा सकते हैं।
- मुनक्का, सफेद मूसली, केसर, अजवायन, कपूर कचरी और त्रिफला इन सबको अलग-अलग कूट-पीसकर छान लें और शहद में मिलाकर इसका मोदक बनाकर खाएं।

फल

दिनभर में कोई एक फल आप जरूर लें, अगर आप फल केवल सेक्स पावर बढ़ाने के लिए लेना चाहते हैं तो फल में सेब और केला लें। इसमें विटामिन-बी और पोटैशियम होता है, जिससे शरीर को ऊर्जा तो मिलती ही है, साथ में कामोत्तेजना भी बढ़ती है।

सब्जियां

- सेक्स पावर बढ़ाने के लिए आप सभी प्रकार की हरी सब्जियों का सेवन जरूर करें। उसमें मैग्निशियम होता है।
- हरी मटर में पोटैशियम होता है।
- गाजर, स्वीट पोटैटो में आपको विटामिन ए और ग्रीन लीफ में आपको आयोडिन की मात्रा मिलेगी।

मांसाहारी भोजन

- सेक्स पावर बढ़ाने के लिए सबसे अच्छा उपाय मांसाहारी भोजन है। इससे शरीर में गरमाहट भी आती है। साथ ही संभोग के लिए कामवासना भी बढ़ती है। आप रोजाना दिन में एक बार या एक दिन के अंतराल में मीट, अंडा या मछली खा सकते हैं।
- मीट और अंडे में आपको जिंक या क्रोमियम की मात्रा मिलेगी।
- मछली खाने से आप में आयोडिन की कमी पूरी हो जाएगी।

चॉकलेट

चॉकलेट केवल खाने में ही स्वादिष्ट नहीं होती है, बल्कि इसमें कामोत्तेजना में वृद्धि का भी गुण होता है, क्योंकि चॉकलेट में कई प्रकार की कैमिकल्स और खुशबू होती है, जो कामवासना को पैदा करती है।

वाइन और बियर

सेक्स पावर पढ़ाने के लिए रेड वाइन भी ले सकते हैं। रेड वाइन में कई ऐसे कैमिकल्स होते हैं, जो रक्तसंचार को बढ़ाते हैं। जब शरीर में रक्त संचार बढ़ता है तब स्वभाविक रूप से कामवासना भी बढ़ती है।

गोंद का हलवा- गोंद गर्म तासीर का होता है, गोंद के हलवे को रोज गाय के दूध के साथ खाने से सेक्स पावर बढ़ती है।

मेथी के लड्डू- जिनकी उम्र ज्यादा है, उनके लिए मेथी का लड्डू लाभदायक होता है। रोज एक लड्डू खाने से बिमारियां भी दूर रहती है।

अखरोट/बादाम- यह सेक्स लाइफ में अहम भूमिका निभाते हैं, क्योंकि इन दोनों में जिंक व कामोत्तेजना बढ़ाने वाले पदार्थ पाए जाते हैं।

अंजीर- सेक्स की इच्छा बढ़ाने का काम अंजीर करता है, क्योंकि इसमें अमीनो एसिड प्रचुर मात्रा में पाया जाता है।

शहद- विशेषज्ञों का मानना है कि शहद यानी हनी से ही 'हनीमून' शब्द प्रचलन में आया, इसलिए इसके सेवन से कामुकता में इजाफा होता है।

मिर्च-मसाले एवं लहसुन- अपने स्पाइसी टेस्ट और फ्लेवर की वजह से मिर्च-मसालों को कामोत्तेजक माना जाता है और इसके सेवन से यौन अंगों में रक्तप्रवाह की रफ्तार तेज होती है और सेक्स करने की इच्छा प्रबल हो उठती है।

चंदन/केसर- कामोत्तेजना बढ़ाने के लिए चंदन और केसर काफी सहायक होते हैं। इसका सेवन दूध में डालकर करना चाहिए।

सेक्स पावर बढ़ाने वाली औषधियां

सेक्स पावर को बढ़ाने के लिए खाद्य पदार्थों के अतिरिक्त कई आयुर्वेदिक औषधियां भी हैं, जैसे–

- सफेद प्याज के रस को शहद के साथ मिलाकर खाने से सेक्स पावर बढ़ती है।
- बेल के पत्तों के रस में कमल के फूल की डंडी की राख तथा गाय का घी मिलाकर प्रातः काल सेवन करने से सेक्स पावर बहुत बढ़ जाता है।
- ताजे हरे आंवले का रस निकाल कर शहद के साथ चाटना भी फायदेमंद रहता है।
- ईमली के बीजों का छिलका उतार कर उसमें मिश्री मिलाकर गाढ़ा मिश्रण तैयार कर लें और गोलियां बनाकर रोजाना शाम को दूध के साथ खाएं। इससे शीघ्रपतन की समस्या दूर होती है।
- शतावर को दूध में डालकर गाढ़ा करें और चीनी डालकर पिएं। इसे पीने से कामेच्छा और कामशक्ति बढ़ेगी।
- घी, महुआ के फूल व मुलहटी को दूध के साथ पकाएं और रोज इसका सेवन करें। इसे पीने से बल, बुद्धि और सेक्स पावर बढ़ती है।

यह बात सही है कि सुखी वैवाहिक जीवन का मूल आधार सेक्स है, पर जब तक आप आत्मविश्वास पैदा नहीं करेंगे या नहीं बढ़ाएंगे, किसी भी चीज या सलाह पर विश्वास नहीं करेंगे, तब तक इवाईयां, टॉनिक, रसायन या शक्तिवर्द्धक खाद्य भी प्रभाव नहीं डाल सकते।

❖

इन्हें खाएं और गुस्सा भगाएं

प्रायः हम गुस्से में बेवजह किसी पर भी चिल्ला देते हैं तथा उसके बाद जब हमारा गुस्सा शांत होता है तो बाद में ये हरकत हमारी शर्मिंदगी का कारण तो बनती ही है साथ ही इससे हमारा स्ट्रेस भी बढ़ता है। हम आपको कुछ ऐसे तरीकों के बारे में बताने वाले हैं जिनके माध्यम से आप अपने गुस्से और स्ट्रेस को दूर भगा सकते हैं।

1. **चॉकलेट खाएं**- हममें से ज्यादातर लोगों को चॉकलेट खाना काफी पसंद होता है, आपको यह जानकर खुशी होगी कि चॉकलेट खाने से स्ट्रेस के हार्मोन कोर्टिसोल का लेवल ठीक रहता है। यानी आप चॉकलेट टेस्ट के साथ-साथ अपने स्ट्रेस को दूर भगाने के लिए भी खा सकते हैं।

2. **ग्रीन टी पिएं**- ग्रीन टी हमारी सेहत के लिए तो अच्छी है ही, इसके साथ ही ग्रीन टी में लियेनिन नाम का कैमिकल भी प्रचुर मात्रा में पाया जाता है जो गुस्से को कम करने में सहायक होता है।

3. **शहद का सेवन करें**- शहद का सेवन हम उसके विभिन्न औषधीय गुणों की वजह से तो करते ही हैं लेकिन इसके साथ ही शहद में दिमाग की गर्मी कम करने की भी क्षमता होती है, जिससे गुस्सा तथा स्ट्रेस दूर होता है।

4. **च्यूइंगम चबाएं**- च्यूइंगम चबाने से स्ट्रेस का हार्मोन कोर्टिसोल का लेवल कम होता है। आपका 5 मिनट तक च्यूइंगम चबाना स्ट्रेस से राहत दिलाता है।

5. **आम खाएं**- फलों के राजा आम में लिनालूल (Linalool) नाम का कम्पाउंड पाया जाता है, जो स्ट्रेस का लेवल कम करता है साथ ही ये गुस्से को नियंत्रित करने में भी सहायक होता है।

6. **विटामिन बी**- विटामिन बी के सेवन से स्ट्रेस कम करने में बहुत सहायता मिलती है। इसके लिए केला, मीट, मछली, नट्स, सीड्स, हरी पत्तेदार सब्जियों तथा विभिन्न डेयरी प्रोडक्ट्स का सेवन कर सकते हैं।

7. **मैग्नीशियम**- मैग्नीशियम का सेवन स्ट्रेस से राहत दिलाने में कारगर होता है। ब्राउन राइस, दलिया, मूंगफली व बींस के माध्यम से आप इसे प्राप्त कर सकते हैं।

8. **विटामिन सी**- विटामिन सी के माध्यम से स्ट्रेस को कम किया जा सकता है। इसकी प्राप्ति के लिए आप टमाटर, संतरा, किवी फल, पालक, आंवला आदि का सेवन कर के लाभ प्राप्त कर सकते हैं।

❖

किस रोग में कौन-सा जूस लें?

1. हाई ब्लडप्रेशर वाले रोगियों को गाजर, अंगूर, संतरा, मौसमी और ज्वारों के रस के साथ मानसिक एवं शारीरिक आराम की भी आवश्यकता होती है।

2. निम्न रक्तचाप (लो ब्लडप्रेशर) वाले व्यक्ति मीठे फलों का रस लें किंतु खट्टे फलों का उपयोग न करें।

3. पीलिया वाले रोगियों के लिए अंगूर, सेब, रसभरी, मौसमी व संतरे का जूस फायदेमंद है। अंगूर न मिलने पर लाल मुनक्का या किशमिश का पानी अथवा गन्ने का रस भी लाभकारी है। केले में 15 ग्राम चूना लगाकर कुछ समय रखकर फिर खाएं। रक्त शुद्धि के लिए नींबू, गाजर, गोभी, चुकंदर, टमाटर, पालक तथा सेब का रस लें।

4. भूख लगने के लिए टमाटर का रस तथा अनन्नास का रस ले सकते हैं। प्रातः खाली पेट नींबू का पानी पिएं। खाना खाने से पहले अदरक का कचूमर सेंधा नमक लगाकर लें।

5. दमा वाले रोगियों के लिए चुकंदर, गोभी, गाजर, मीठी दाक्ष मुनक्का, सब्जी का सूप और बकरी का शुद्ध दूध फायदेमंद है लेकिन घी, तेल, मक्खन वर्जित है।

6. फोड़े-फुंसियों में गाजर, पालक, ककड़ी, गोभी का रस, खोपरे (नारियल) तथा गोभी का मिश्रित रस, दूध, दही, सूखा मेवा, अंगूर और सेब के रस का सेवन करें।

7. संधिवात में गाजर, पालक, ककड़ी, हरा धनिया, सेब व गोभी का रस, नारियल का पानी तथा गेहूं के ज्वारों का रस लें।

   फ्लू वाले रोगियों को मौसमी तथा गाजर के रस का सेवन करना चाहिए।

8. सिरदर्द के रोगी ककड़ी, गाजर, गोभी और नारियल का रस लें।

9. आंखों के तेज अर्थात् नेत्रज्योति बढ़ाने के लिए गाजर का रस तथा हरे धनिये का रस लाभप्रद है।

10. बवासीर की शिकायत हो तो मूली का रस श्रेष्ठ है।

11. कोलाइटिस में गाजर, पालक और अनन्नास का रस लाभदायक है।

❖

बुखार में क्या खाएं और क्या न खाएं?

यदि आपको बुखार है तो आपके लिए यह बात बहुत महत्त्वपूर्ण हो जाती है कि आपको यह जानकारी होनी चाहिए कि आपको क्या खाना है और किस चीज से परहेज रखना है। ऐसा इसलिए क्योंकि हम जो भी खाते हैं, उसकी हमारी बीमारी पर अच्छे और बुरे प्रभाव में से कोई एक जरूर पड़ता है। इसलिए यदि आपको इस बात का आभास होगा कि आपको क्या खाना है और क्या नहीं, तो आप अपनी बीमारी से जल्दी छुटकारा पा सकते हैं।

क्या खाएं?

नारंगी या ऑरेंज- नारंगी में प्रचुर मात्रा में विटामिन सी होता है। विटामिन सी हमारे शरीर की रोग प्रतिरोधी क्षमता को बढ़ाने में मदद करता है। इसलिए बुखार के दौरान यदि नारंगी का प्रयोग किया जाए तो यह काफी फायदेमंद हो सकता है। नारंगी के छिलके को पानी में उबाल कर आधा कर लें फिर इसे छानकर गर्म-गर्म पीनें से मलेरिया के बुखार में लाभ मिलता है।

सेब

बुखार आने पर सेब का सेवन लाभकारी होता है, इससे शरीर को वायरल बैक्टीरिया से लड़ने में मदद मिलती है। सिर्फ यही नहीं सेब का रोजाना सेवन करने से वाइट और रेड ब्लड सेल्स बढ़ती है।

अमरूद

अमरूद और सेब का रस पीने से बुखार जल्दी उतर जाता है। अमरूद खाने से मलेरिया के बुखार में भी लाभ होता है।

किशमिश

शरीर में बुखार से आने वाली कमजोरी और मुंह की कड़वाहट से बचने के लिए आप विटामिन सी से भरपूर सुखी अंगूर वाली किशमिश का सेवन करें। यह आपके मुंह का स्वाद ठीक कर देगी। यह बुखार के लिए एक फायदेमंद घरेलू उपचार है।

फलों का जूस

यदि आपको बहुत ज्यादा बुखार आ रहा है तो नींबू, संतरा, पतला अंगूर का रस और नारंगी के जूस को आधा कप पानी में मिलाकर बिना शक्कर या बर्फ के, पीने से आपको आराम मिलता है।

खिचड़ी

खिचड़ी खाने में स्वादिष्ट और काफी हल्की होती है, बुखार में इसको खाना अच्छा रहता है, क्योंकि इससे आपका पाचन सही रहता है। लेकिन हां चावल और मूंग के दाल से बनी खिचड़ी ही खाएं।

उबला आलू

बुखार में उबले हुए आलू भी खा सकते हैं। आलू में काली मिर्च डालकर सेवन करने से आपको सर्दी में रहत मिलती है।

गरमागरम सूप

बुखार के समय टमाटर का और वेजिटेबल का सूप दोनों ही लाभकारी होता है। दिन में एक से दो बार इसका सेवन करने से शरीर में ताकत आती है।

खूब पानी पिएं

यदि आप बुखार से पीड़ित हैं तो खूब पानी पिएं। इसका कारण यह है कि इससे आपकी सफेद रक्त कोशिकाएं ज्यादा अच्छे से काम करती है और बैक्टीरिया और वायरस जो टोक्सिन बनाते हैं, उसे शरीर से बाहर निकालते हैं।

उबला पानी

पानी को अच्छे से उबालकर रख लें और दिन में उसी पानी को पिएं ठंडा पानी बिल्कुल भी न पिएं शरीर में पानी की कमी न होने दें तो जितना हो सके ज्यादा से ज्यादा पानी पिएं।

शहद और लौंग

लौंग को पीसकर अच्छे से शहद में मिलाकर चाटें। ऐसा करने से बुखार पर कंट्रोल रहेगा।

तुलसी की चाय

यदि आपको बुखार के साथ सर्दी भी है तो तुलसी की चाय पीजिये। बुखार में तुलसी की चाय हर्बल टी का काम करती है। इससे जुखाम और बुखार से लगने वाली ठण्ड दोनों में राहत मिलेगी। इससे आलस भी कम होता है।

दलिया

बुखार के समय हम ज्यादातर फल और जूस का सेवन करते हैं। लेकिन इससे हमारी भूख नहीं मिट पाती है। ऐसे में दलिया एक बेहतर विकल्प है। यह आसानी से पच भी जाता है और शरीर की कमजोरी भी दूर करता है। इसके सेवन से आपकी भूख भी मिट जाती है।

पका भोजन खाएं

कच्चे खाद्य पदार्थ की जगह, बुखार आने पर पका हुआ भोजन प्रयोग करें। इसका कारण यह है कि कच्चे भोजन को पचाना थोड़ा मुश्किल होता है। इसके लिए आप उबली हुई सब्जियां, सूप, या फलों का जूस प्रयोग कर सकते हैं।

पोहा

नाश्ते में हम अक्सर पोहे को इसीलिए खाना पसंद करते हैं, क्योंकि इससे आपका पेट ज्यादा देर तक भरा रहता है। हम आपको बता दें की बुखार में भी आप इसको खा सकते हैं।

उबले अंडे

उबले हुए अंडे में कई पोषक तत्त्व होते हैं जो कि शरीर में वाइट और रेड सेल को बढ़ाते हैं। इससे शरीर में इंफेक्शन से लड़ने में भी मदद मिलती है इसलिए दिन में एक से दो बार उबले हुयें अंडे खायें।

क्या न खाएं

- बुखार के दौरान बिना उबला हुआ दूध या उससे बने पदार्थों का प्रयोग ना करें।
- ऐसा कोई भी मांस जिसमें कोलेस्ट्रॉल की मात्रा ज्यादा हो जैसे रेड बीफ, घोंघा इत्यादि का प्रयोग ना करें।
- पेय पदार्थ जैसे कार्बोनेटेड पेय पदार्थ, चाय, कॉफी इत्यादि का प्रयोग ना करें।
- बुखार के दौरान शराब, धूम्रपान, और तंबाकू जैसी चीजों का सेवन ना करें।
- क्रीम या दूध से बने उत्पादों के सेवन से बचे।
- अपने खाने में भारी भोजन को शामिल नहीं करें।
- बुखार के समय कैफीन का सेवन कम कर दें।
- ठंडा पानी न पिएं और ठंडी चीजे जैसे आइसक्रीम, दही, कोल्डड्रिंक, और ठंडे फल जैसे केला और संतरा न खाएं। खुले सिर घर से बाहर न निकलें।

❖❖❖

॥ लेखक परिचय ॥

विलक्षण एवं विभिन्न प्रतिभाओं के धनी शशिकांत 'सदैव' अपने व्यक्तित्व एवं विभिन्न कार्यों के लिए पहचाने जाते हैं। किसी के लिए आप एक संपादक-पत्रकार हैं, तो किसी के लिए लेखक, कवि-शायर। कोई आपको आपकी प्रकाशित पुस्तकों के माध्यम से जानता है, तो कोई टी.वी. पर मेहमान विशेषज्ञ के रूप में पहचानता है। आप एक प्रेरक वक्ता होने के साथ - साथ ध्यान के कुशल प्रशिक्षक भी हैं। फिर वह वर्कशॉप के रूप में हो या प्रवचन के रूप में, आपके वक्तव्य स्कूल, कॉलेज, कॉर्पोरेट सेक्टर, मंदिर-आश्रम एवं धार्मिक तथा गैर सरकारी संस्थाओं आदि में होते ही रहते हैं। आप सत्रह वर्षों तक 'डायमंड पॉकेट बुक्स' द्वारा प्रकाशित मासिक पत्रिका 'साधना पथ' में संपादक व गृहलक्ष्मी में, सलाहकार संपादक के रूप में अपनी सेवाएं दे चुके हैं। इससे पूर्व,आप दो वर्षों तक अपनी सेवाएं 'Indiatimes .com' में भी दे चुके हैं। विश्व भर के नामी पत्र / पत्रिकाओं में आपके आलेख, स्तंभ, ग़ज़ल व कविताएं आदि प्रकाशित होते रहते हैं। इतना ही नहीं विभिन्न विषयों पर अब तक आपकी तीन दर्जन से भी अधिक पुस्तकें प्रकाशित हो चुकी हैं।

प्रकाशित पुस्तकें

व्यक्तित्व विकास एवं आत्म रूपांतरण

सब संभव है, अच्छा इंसान सफल विजेता कैसे बने ?, मैनेजमेंट के मूल मंत्र, व्यक्तित्व निखारें भविष्य सुधारें, मन चाही सफलता पाएं अपनी एकाग्र क्षमता बढ़ाएं, स्वयं को और दूसरों को पहचानने की कला, सीखें जीवन जीने की कला।

ओशो

कौन है ओशो ?, मैं क्यों आया था-ओशो ?, ओशो की जीवन यात्रा, ओशो के बाद का विवाद, ओशो का योगदान, ओशो पर लगे आरोप और उनकी सच्चाई, प्रसिद्ध हस्तियों और बुद्धिजीवियों की नज़र में ओशो।

धर्म - अध्यात्म

कौन है गुरु ?, गुरु का महत्व ?, ध्यान एक मात्र समाधान, इश्क की खुशबू है सूफ़ी, आधुनिक संतों की आध्यात्मिक यात्रा, व्रत-उपवास का आध्यात्मिक एवं मनोविज्ञानिक महत्त्व, युगपुरुष महर्षि दयानंद सरस्वती, भारत के प्रसिद्द मंदिर, भारत के प्रसिद्द तीर्थ और धाम, पर्वों का महा पर्व - दीपावली, संपादित पुस्तकें-धन और सुख-समृद्धि की देवी लक्ष्मी, दुर्गा एवं नवरात्र की महिमा एवं महत्त्व।

स्वास्थ्य एवं आरोग्यता

सिरदर्द और माइग्रेन से मुक्ति, ऐसे पाएं मोटापे से मुक्ति, करें योग रहें निरोग, तनाव मुक्ति के सरल उपाय, आहार से करें उपचार, आपका आहार स्वास्थ्य का आधार।

काव्य एवं ग़ज़ल संग्रह

तेरे साथ की आदत, स्त्री की कुछ अनकही, दर्द की कतरन, दर्द के इर्द-गिर्द, रिसता हुआ दर्द। काव्य संकलन - इंद्रधनुष रचते हस्ताक्षर, दस्तक नई पीढ़ी की।

समाज व समसामयिक

कुल का कल हैं बेटियां, गाय, गंगा, गौरी है हमारी जिम्मेदारी, नयी स्त्री की पुरानी कहानी।

पत्र-पत्रिकाओं में प्रकाशित लेख व स्तंभ

नवभारत टाइम्स, हैलो दिल्ली, दैनिक हिन्दुस्तान, पंजाब केसरी, दैनिक जागरण, दैनिक भास्कर, अमर उजाला, जागरण सिटी प्लस, गगनांचल आज समाज, तथाअस्तु, वेल बीइंग, साधना पथ, गृहलक्ष्मी, ओशो वर्ल्ड, हिन्दी जगत, कादंबिनी, वूमेन ऑन टॉप, मेरी तुलसी, प्रवासी टुडे, ज्ञानोदय, शुक्रवार, इंडिया न्यूज, यथावत, मेरी तुलसी, संपादक, गृहनंदनी, फ्यूचर समाचार, सुख-समृद्धि, कुमुदम भक्ति, समय सारांश, गुरुजी, कलियों को खिलने दो तथा इंडिया टाइम्स एवं फैब वुमैन डॉट कॉम आदि कई अन्य क्षेत्रीय पत्र-पत्रिकाओं में प्रकाशन।

टी.वी. चैनलों एवं रेडियो पर उपस्थिति

दूरदर्शन, इंडिया न्यूज, सहारा समय, साधना, प्रज्ञा, सुदर्शन, ए टू जेड, वी.आई.पी. एवं जैन टी.वी. तथा एफ.एम. रेनबो एवं मानव रचना रेडियो।

सम्मान

गौरव भाषा वाणी सम्मान 2011 (इंद्रप्रस्थ साहित्य भारती-दिल्ली), साहित्यकार सम्मान 2010 (ब्रज कला केंद्र-मथुरा), साहित्यकार सम्मान 2009, (स्वामी नेकश्याम स्मृति-वृंदावन)।